Precise Control of Tooth Preparation Depth and
Thickness of Veneer Restoration on Aesthetic Zone

# 美学区贴面修复中的定深与控厚

**主编　于海洋**（四川大学华西口腔医院）

**编者**（以姓氏汉语拼音为序）

　　**高　静**（四川大学华西口腔医院）

　　**罗　天**（四川大学华西口腔医院）

　　**孙蔓琳**（四川大学华西口腔医院）

　　**于海洋**（四川大学华西口腔医院）

人民卫生出版社
·北 京·

**图书在版编目（CIP）数据**

美学区贴面修复中的定深与控厚 / 于海洋主编. —
北京：人民卫生出版社，2024.3
ISBN 978-7-117-36146-0

Ⅰ. ①美… Ⅱ. ①于… Ⅲ. ①牙－美容术 Ⅳ.
①R783

中国国家版本馆 CIP 数据核字（2024）第 070011 号

| | | |
|---|---|---|
| 人卫智网 | www.ipmph.com | 医学教育、学术、考试、健康，<br>购书智慧智能综合服务平台 |
| 人卫官网 | www.pmph.com | 人卫官方资讯发布平台 |

**美学区贴面修复中的定深与控厚**

Meixuequ Tiemian Xiufu Zhong de Dingshen yu Konghou

主　　编：于海洋
出版发行：人民卫生出版社（中继线 010-59780011）
地　　址：北京市朝阳区潘家园南里 19 号
邮　　编：100021
E － mail：pmph @ pmph.com
购书热线：010-59787592　010-59787584　010-65264830
印　　刷：北京盛通印刷股份有限公司
经　　销：新华书店
开　　本：889×1194　1/16　印张：16
字　　数：367 千字
版　　次：2024 年 3 月第 1 版
印　　次：2024 年 5 月第 1 次印刷
标准书号：ISBN 978-7-117-36146-0
定　　价：298.00 元

打击盗版举报电话：**010-59787491**　E-mail：**WQ @ pmph.com**
质量问题联系电话：**010-59787234**　E-mail：**zhiliang @ pmph.com**
数字融合服务电话：**4001118166**　E-mail：**zengzhi @ pmph.com**

# 自序

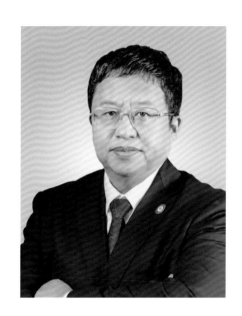

　　随着口腔修复材料及其配套工艺技术的不断发展进步，瓷贴面、树脂贴面已成为当前一种量大面广的口腔美学区常用修复方式。因其比传统冠修复方式的磨牙量少，方案更微创，甚至还有不备牙的极薄贴面修复等无创修复方案，且其美观性并不劣于全冠修复方式，因此美学区贴面修复备受行业关注和求美患者们的喜爱。在业界的积极推动下，以"超薄""微创"及"保存"为主题的美学区贴面修复日益成为社会舆论聚焦的口腔美容修复热点诊疗内容。

　　但是遗憾的是这种业务繁荣的背后却对应了一个广泛流传的学术逻辑谬误："贴面修复体的薄"等同于"微创的牙体预备"。其实，贴面修复体的薄，并不一定就对应牙体预备量的少。而少到为零的牙体预备，即无预备的贴面，对应的是无创修复，也不是微创修复；进一步，无创修复、微创修复，也不一定对应的是极薄、超薄的贴面修复体！这几点一定要厘清，这些学术上并不规范的说法是值得大家今后注意避免的常见认知错误。而产生这些认知错误的根源是没有厘清贴面修复中定深与控厚间的逻辑关系。所以大家一定要注意：超薄贴面修复体并不一定都对应微创的牙体预备，二者不能混淆。

　　我们知道口腔美学区的贴面修复，如常见的瓷贴面修复具有牙体预备量小且手术精度需求高、正式贴面修复体薄以及加工制造精度要求高等特点，使得其临床上预备准确度常为几十到一百微米级别，临床操作和制作要求十分精细，也使得贴面修复技术成为当代修复治疗中技术敏感性高和医技配合要求高的高精修复技术。然而，在日常临床实战中不少医生对贴面预备手术或不预备的贴面成型制造等天生具有"高精度"的属性仍缺乏准确的认识,如临床上采用裸眼下类似全冠的定深技术方案进行贴面的定深,其引导精度肯定是不足的,这也是不少病例中预备量不准确、牙釉质保存不够导致后期脱粘接等问题出现的主要根源。另外,不预备时,贴面的制造成型精度其实要求更高,技师如何才能知道修复体边缘的位置在哪里、如何定厚、如何检验其厚度等,都是对技师能力、医技配合的极限挑战。而当前能够匹配这些工作目标的如显微制作、显微预备、显微粘接以及高精度定深导板、导板注射树脂成型等关键修复技术,我们却很少开展。另外,瓷贴面修复中依次开展的临床路径中涉及的众多因素都可以影响微创预备量和修复体超薄设计等的落实,进一步也将影响我们是否能获得口腔美学区贴面修复长期稳定效果。

在贴面相关概念的认知上,我们还有其他诸多认知不足,解决不好将直接影响贴面类修复质量与疗效的提升。如美学区里并不都是美学(美容)修复,因此暴露区的提法比美学区更准确,也能包容非美容修复的治疗内容。而在修复前分析设计阶段,适应证选择或目标修复空间分析不准,常常会影响正确目标修复空间的获得。当修复空间不足时,正式贴面修复体则容易出现贴面折裂、破损等生物力学并发症的发生。而在牙体预备阶段,能够满足"完成面上获得大于50%牙釉质"设计的目标预备体"精准定深"才是影响瓷贴面修复长期稳定的首要关键因素。然而长期以来我国日常口腔修复临床实战中显微视野的缺失、瓷贴面预备深度控制不当、缺乏可靠及准备的引导方式等均将导致牙釉质粘接面积或修复空间不足而产生相应脱粘接、裂瓷等并发症,后期再处理起来十分棘手。因此,最大可能地实现牙釉质内预备来彻底解决这类并发症的出路可归于如何实施目标牙的几十微米到一百微米数量级的精准预备定深问题,目前主流的裸眼自由手预备很难获得这样的手术精度,如何分析理解、如何制订相应的精准预备方案当然也是本书讨论的重点。

另外,从极薄超薄贴面修复体的加工制造能力看,不同材料与加工方式能实现的最小厚度是不同的。有文献支撑的常见超薄瓷材料厚度范围为 0.3～0.5mm、最薄树脂材料为 0.2～0.3mm,未来还可能有小于 0.2～0.3mm 的极薄贴面修复体。当前的挑战还可能来自无预备的极薄贴面的高精度成型制造,尤其是对喷墨、SLM 等增材制造装备、材料及工艺的突破,才能保证极薄瓷修复体的各种性能。而百微米级及以下厚度的实测实量、无预备体完成线的修复体边缘位置的设计与核查,对不少义齿加工厂来说还有不小的技术障碍,显微制作目前还是鲜有的工艺制作技术,绝大多数加工贴面的义齿加工厂都还没有开展相关的业务,因此极薄、超薄贴面的实际加工精度质量存疑也就不奇怪了。

综上所述,牙体预备、加工制造及粘接这么薄的瓷或树脂修复体,无论对义齿加工厂的间接修复还是临床门诊的直接椅旁修复都是一项极限挑战!而口腔美学区(推荐用"暴露区")的贴面修复中预备体的精准定深与修复体的超薄定厚,是口腔修复学、口腔医学技术乃至口腔医学中手术与制造精度需求最高的治疗内容,其本质核心是如何精准在预备体上获得极小的目标贴面空间、如何匹配现有材料性能准确再现超薄的目标贴面空间，而其中涉及的诸多几何量及其测量方法等关键度量基础，或无定义或尚无共识。一句话目前尚缺乏准确控制、测量及核查校对预备深度与修复体厚度的高精度技术手段。而实施贴面修复十微米、几十微米、百微米的修复治疗确实超越了当前我们业界裸眼下的平均胜任力。如何突破技术极限、服务好百姓的需求，本书给出了如下的思路。

首先，应采用显微镜来解决医师或技师目力不足的问题。我们医者和技师要突破正常裸眼最小 0.2mm 分辨率的限制，获得更清晰的视野，看得清楚，才能做得准。换言之，口腔显微修复是瓷贴面修复成功实施的最佳技术途径。其次，通过采用刚性更好的三维打印导板，解决了目前常用预备体定深引导几个方案的精度不足的难题。目前笔者团队在 *Journal of Prosthetic Dentistry* 等杂志上发布的三维打印不等厚导板 + 止动环定深刻度车针，其定深精度已经突破到 50μm 以下，已完全超越了以自由手、硅橡胶导板等为代表的传统引导技术的能力。最后，针对瓷贴面修复体制造中控厚的难题，除采用合适的量具实测超薄贴面修复体来控厚外，还可以借助笔者研发的 TP-DDM 备牙深度动态监测系统软件（已预装到高精度先临口扫中），通过日益普及的口扫就可以实施贯穿临床与制作全程、前后一致、便捷高效及非接触无损伤的高精检验方案，有效地提升了目标贴面设计与最终正式贴面厚度的一致率，真正实现了瓷贴面修复体厚度的精准控制与转移。

另外，正确粘接贴面确实是美学区贴面的核心技术内容，而粘接流程主要就是规范化的问题，目前已经有中华口腔医学会团体标准《瓷贴面粘接技术操作规范》推荐了相应的规程，其实也没有太多需要纠结的新技术内容，主要是执行中的临床流程质量管理问题。而粘接效果好坏更多地跟粘接面上牙釉质保存量是否足够有关，其背后对应的还是预备体精准定深能力的高低。医者们通过精准控制完成面上保存的牙釉质量，最终客观上把控粘接强度的高低及其持久效果。

2023 年笔者主笔的中华口腔医学会团体标准《前牙瓷贴面修复临床技术规范》已获立项，相信这项重要学术工作取得共识后，会对我国贴面修复水平的提质增效起到引领作用。而口腔美学区（暴露区）的贴面修复技术，尤其是精准定深与控厚问题当然是当前修复技术的瓶颈，也是解决瓷贴面、树脂贴面并发症的关键点，希望这项瓷贴面临床技术规范的公布以及本书的学术梳理对大家有所帮助。

衷心感谢张熠强、范琳、赵雨薇、王映凯、孙蔓琳、黄玉甜等医生，张隽婧、解晨阳、方婷璐、吴嘉诚等技师对本书所做出的临床方案验证、高精度定深导板与超薄贴面修复体制造加工等各项工作的不懈努力与学术贡献。

衷心感谢丰达牙科器材（香港）有限公司及德国 Vita 公司对本书瓷贴面修复病例各种修复材料和贴面加工制作的大力支持！衷心感谢杭州泰利斯医疗科技有限公司、先临三维科技股份有限公司等贴面相关技术的研发合作和学术支持！

感谢人民卫生出版社对本书编辑出版所做的努力和付出！

由于本人及合著者们学识水平的限制，在对各种问题的讨论评议中疏漏难免，敬请同道们不吝斧正！

中华口腔医学会口腔修复学专委会　主任委员

四川大学华西口腔医（学）院　二级教授

于海洋　教授

2024 年 3 月

于成都华西坝

# 目录

**第一章**

**美学区贴面修复技术的概念与分类  / 1**

第一节　什么叫美学区贴面修复技术⋯⋯⋯⋯⋯⋯⋯⋯⋯⋯⋯⋯⋯⋯⋯⋯⋯⋯⋯⋯2

　　一、美学区贴面修复的特点⋯⋯⋯⋯⋯⋯⋯⋯⋯⋯⋯⋯⋯⋯⋯⋯⋯⋯⋯⋯⋯2

　　二、美学区贴面修复的适应证⋯⋯⋯⋯⋯⋯⋯⋯⋯⋯⋯⋯⋯⋯⋯⋯⋯⋯⋯⋯4

　　三、美学区贴面修复的禁忌证⋯⋯⋯⋯⋯⋯⋯⋯⋯⋯⋯⋯⋯⋯⋯⋯⋯⋯⋯⋯6

第二节　美学区贴面修复的分类⋯⋯⋯⋯⋯⋯⋯⋯⋯⋯⋯⋯⋯⋯⋯⋯⋯⋯⋯⋯⋯8

　　一、美学区贴面的厚度分类法⋯⋯⋯⋯⋯⋯⋯⋯⋯⋯⋯⋯⋯⋯⋯⋯⋯⋯⋯⋯8

　　二、美学区贴面的覆盖范围分类法⋯⋯⋯⋯⋯⋯⋯⋯⋯⋯⋯⋯⋯⋯⋯⋯⋯⋯8

　　三、美学区贴面的制作方式及材料分类法⋯⋯⋯⋯⋯⋯⋯⋯⋯⋯⋯⋯⋯⋯⋯10

　　四、美学区贴面的目标修复空间分类法⋯⋯⋯⋯⋯⋯⋯⋯⋯⋯⋯⋯⋯⋯⋯⋯15

　　五、美学区贴面修复技术的临床实用命名方案建议⋯⋯⋯⋯⋯⋯⋯⋯⋯⋯⋯15

第三节　美学区贴面的边缘⋯⋯⋯⋯⋯⋯⋯⋯⋯⋯⋯⋯⋯⋯⋯⋯⋯⋯⋯⋯⋯⋯⋯16

　　一、预备体边缘相关的三个基本概念⋯⋯⋯⋯⋯⋯⋯⋯⋯⋯⋯⋯⋯⋯⋯⋯⋯16

　　二、修复体边缘相关的三个基本概念⋯⋯⋯⋯⋯⋯⋯⋯⋯⋯⋯⋯⋯⋯⋯⋯⋯19

　　三、预备体边缘和修复体边缘的形态、宽度以及空间几何相互位置关系⋯⋯⋯21

第四节　美学区贴面修复技术相关的临床新分类⋯⋯⋯⋯⋯⋯⋯⋯⋯⋯⋯⋯⋯⋯23

　　一、美学区贴面边缘的最新实战命名⋯⋯⋯⋯⋯⋯⋯⋯⋯⋯⋯⋯⋯⋯⋯⋯⋯23

　　二、美学区贴面修复的临床新分类⋯⋯⋯⋯⋯⋯⋯⋯⋯⋯⋯⋯⋯⋯⋯⋯⋯⋯23


**第二章**

**美学区贴面修复体的控厚  / 39**

第一节　美学区贴面修复材料的最小厚度⋯⋯⋯⋯⋯⋯⋯⋯⋯⋯⋯⋯⋯⋯⋯⋯⋯41

　　一、长石质陶瓷类材料⋯⋯⋯⋯⋯⋯⋯⋯⋯⋯⋯⋯⋯⋯⋯⋯⋯⋯⋯⋯⋯⋯41

　　二、玻璃陶瓷类材料⋯⋯⋯⋯⋯⋯⋯⋯⋯⋯⋯⋯⋯⋯⋯⋯⋯⋯⋯⋯⋯⋯⋯42

　　三、氧化锆陶瓷类材料⋯⋯⋯⋯⋯⋯⋯⋯⋯⋯⋯⋯⋯⋯⋯⋯⋯⋯⋯⋯⋯⋯42

　　四、复合陶瓷材料⋯⋯⋯⋯⋯⋯⋯⋯⋯⋯⋯⋯⋯⋯⋯⋯⋯⋯⋯⋯⋯⋯⋯⋯43

第二节　美学区贴面的无限光学厚度 …………………………………………………………… 44

一、无限光学厚度的概念内涵 ………………………………………………………………… 44

二、不同修复材料的无限光学厚度值 ………………………………………………………… 44

第三节　贴面修复体的设计厚度 …………………………………………………………………… 46

一、轴面的厚度 ………………………………………………………………………………… 46

二、𬌗面的厚度 ………………………………………………………………………………… 47

三、边缘的厚度 ………………………………………………………………………………… 47

第四节　贴面修复体的实际厚度 …………………………………………………………………… 49

一、轴面的厚度 ………………………………………………………………………………… 49

二、𬌗面的厚度 ………………………………………………………………………………… 50

三、边缘的厚度 ………………………………………………………………………………… 51

第五节　修复体的厚度实测方案 …………………………………………………………………… 53

一、全程数字化制作流程中的厚度实测方案 ………………………………………………… 53

二、半程数字化制作流程中的厚度实测方案 ………………………………………………… 53

第六节　修复体厚度的精度控制与检测 …………………………………………………………… 55

一、目测法 ……………………………………………………………………………………… 55

二、卡尺测量法 ………………………………………………………………………………… 55

三、硅橡胶导板测量法 ………………………………………………………………………… 56

四、数字化测量法 ……………………………………………………………………………… 57

## 第三章
## 目标修复空间 TRS 与现有牙冠空间的空间几何位置关系　/ 61

第一节　目标修复空间 TRS 的概念 ……………………………………………………………… 62

一、贴面修复的 TRS 设计 ……………………………………………………………………… 62

二、贴面修复的预备量设计 …………………………………………………………………… 62

第二节　TRS 与现有原始牙冠空间的空间几何位置关系三分类 ……………………………… 64

一、ITRS 型贴面 ………………………………………………………………………………… 64

二、ETRS 型贴面 ………………………………………………………………………………… 67

三、MTRS 型贴面 ……………………………………………………………………………… 69

第三节　微创与精准的空间含义 …………………………………………………………………… 73

## 第四章
## 预备体的定深　/ 75

第一节　前牙唇面牙釉质的最小厚度与牙釉质内预备 …………………………………………… 77

一、前牙唇面牙釉质的最小厚度 ……………………………………………………………… 77

二、美学区贴面修复的预备深度与完成面牙釉质 / 牙本质面积比……77

三、美学区贴面修复体的厚度要求……80

四、美学区贴面修复中定深与控厚的关系……81

第二节　预备体的设计厚度……83

一、轴面的厚度……83

二、𬌗面的厚度……83

三、边缘的宽度……85

第三节　预备体的实际厚度……86

一、轴面的厚度……86

二、切缘及咬合面的厚度……87

三、边缘的宽度……88

第四节　美学区贴面牙体预备方案的精度对比……90

第五节　预备量的精度控制与检测……108

## 第五章
## 预备体定深与修复体控厚的关系　/ 113

第一节　从定深到控厚的 TRS 体积转移精度对比……114

第二节　瓷贴面定深与控厚的临床路径……117

一、瓷贴面定深与控厚的临床与制作路径……117

二、瓷贴面修复的 TRS 定深设计……118

三、瓷贴面修复的预备体定深……125

四、瓷贴面修复的修复体控厚……128

第三节　树脂贴面定深与控厚的临床路径……130

一、树脂贴面定深与控厚的临床与制作路径……130

二、树脂贴面修复的 TRS 定深设计……130

三、树脂贴面修复的修复体控厚……134

## 第六章
## 案析美学区瓷贴面修复中的定深与控厚　/ 141

一、瓷贴面修复上颌前牙变色一例……142

二、硅橡胶定深指示导板引导前牙美学修复一例……151

三、透明压膜预备定深导板引导上颌前牙瓷贴面修复一例……156

四、透明压膜预备定深导板引导美学区四环素牙瓷贴面修复一例……165

五、三维打印不等厚定深导板引导下颌前牙美学修复一例……174

六、三维打印不等厚备牙定深导板引导下局部邻贴面修复前牙间隙一例……179

七、三维打印备牙定深导板引导下微创精准美学修复过小牙一例·······················189

## 第七章
## 案析美学区树脂贴面修复中的定深与控厚  / 201

一、直接注射导板成型树脂关闭正畸后双侧侧切牙间隙一例························202

二、数字化腭侧背板及唇侧盖章导板引导下直接树脂成型修复左侧上颌

中切牙切角缺损一例··················211

三、导板内直接注射树脂成型关闭上颌前牙散在间隙一例····················218

四、注射成型导板配合邻面成型片直接树脂修复连续关闭上颌前牙散在间隙一例·········230

五、三维打印软硬结合注射成型导板关闭上颌前牙正畸后牙间隙一例···················236

## 附录一：美学区贴面修复中的定深与控厚思维导图  / 241

## 附录二：美学区贴面修复中的定深与控厚术语表  / 242

扫描二维码观看配套增值服务：

1. 首次观看需要激活，方法如下：①用手机微信扫描封底贴标上的二维码（特别提示：贴标有两层，揭开第一层，扫描第二层二维码），按界面提示输入手机号及验证码登录，或点击"微信用户一键登录"；登录后点击"立即领取"，再点击"查看"，即可观看配套增值服务。

2. 激活后再次观看的方法有两种：①手机微信扫描书中任一二维码；②关注"人卫助手"微信公众号，选择"知识服务"，进入"我的图书"，即可查看已激活的配套增值服务。

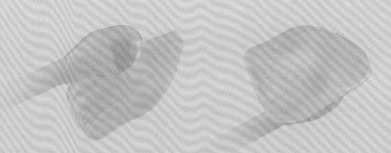

# 第一章

---

## 美学区贴面修复技术的概念与分类

---

# 第一节

# 什么叫美学区贴面修复技术

美学区贴面修复技术是口腔美容修复常用的临床方案，主要是运用各种口腔美学修复材料与规范的临床操作、牙齿美学及审美规律来满足患者牙齿健美需求。具体是在美学区目标修复牙位上，常常在少磨牙或不磨牙的情况下，用美学修复材料制作的贴面类义齿粘接于目标牙上，用于恢复或重建牙体的正常形态、颜色及功能等的一类间接或直接修复方式的总称。因其备牙量少或不备牙，也是口腔常见的微创、无创修复方式。贴面类修复更容易将牙齿色、形要素的医疗美容与口腔颌面部美学以及身心健康相结合，实现求美患者牙齿与口腔颌面部和谐美的审美目标。

## 一、美学区贴面修复的特点

贴面修复主要运用于口腔美学区。其实"美学区"这个术语本身还有"前牙区""暴露区"等近似的术语提法，也都代表这个区域，但今后临床运用时还要注意其内涵还是有区别的，具体讨论如下。

（一）前牙区、美学区、暴露区的区别与联系

暴露区是指任意功能活动中口内露出的肉眼可见的牙、牙龈的最大范围，以及其周围对应的软硬组织支撑下的唇齿几何空间位置关系。这个术语比较具象，暴露区的大小也直接决定了牙齿对颜面部美容的贡献。当暴露区大的时候，牙齿对颜面部美容贡献大，当暴露区小的时候，牙齿对微笑等影响就很小了，而当暴露区为零时，可以认为牙齿对微笑等没有直接的贡献。

现有国外术语定义里，美学区是指大笑时可见的区域。而GPT-10瓷贴面的术语定义中，其实施的范围主要是指前牙区。所以，从瓷贴面和美学区的内涵上二者并不一致；而实际上美容修复治疗涉及的区域可能大于前牙区，也可能只是前牙区的一部分，甚至个别患者是没有牙暴露的，逻辑上也就没有牙齿美容的需求了。因此暴露区的定义更准确。另外，国外概念里特指的"大笑"，可能次次不同、人人不同，暴露的区域也不唯一，牙暴露的范围可以从零到全部牙列。同时，真正实施的暴露区的修复方案中，有不少病例也不是美学（美容）修复，这个区域都叫"美学区"，这些非美容修复的常规修复病例将无法通洽于"美学区"的提法。因此，笔者认为贴面修复技术实施的术区范围用"暴露区"更合适。

尽管如此，为了方便大家理解好贴面修复中的各种关键问题，对接现有文献资料和当前主流的认知习惯，本书仍然采用"美学区"的传统提法来进行相关问题讨论。

（二）微创的修复方式

在目标修复空间与目标牙轮廓空间协调相差不大的情况下（空间位置关系判定详见第三章），美学区贴面修复体的设计厚度通常小于1mm。

从超薄贴面修复体的角度看，不同材料与加工工艺方式其贴面的最小厚度是不同的。目前有多篇文献支撑的常见最薄瓷材料厚度范围为0.3～0.5mm、最薄树脂材料为0.2～0.3mm，所以笔者将0.3～0.5mm设定为超薄瓷贴面；而将小于0.2mm树脂贴面或小于0.3mm的瓷贴面定义为极薄贴面修复体，这其中对应的不少病例是不需要通过牙体预备获得修复空间，此种类型的贴面也叫无创贴面，而最新三维打印的瓷贴面厚度最薄可达0.1mm以下（厂家数据），若能尽快普及推广则极具无创修复潜力。随着修复材料及粘接技术的改进，美学区贴面牙体预备的深度主要在牙釉质范围内，甚至可采用无创的不预备方式（图1-1-1），故深受我国患者的欢迎。在常见的TRS（目标修复空间，target restorative space，TRS）体内空间情况下，瓷贴面预备获得的修复空间占目标牙牙冠体积的30%以内，与全瓷冠的60%以上的磨切去除量相比，算得上是一种预备量较少的相对微创的修复方式。但与再矿化、渗透树脂等治疗相比，需牙体预备的瓷贴面又是创伤较大的修复方式。

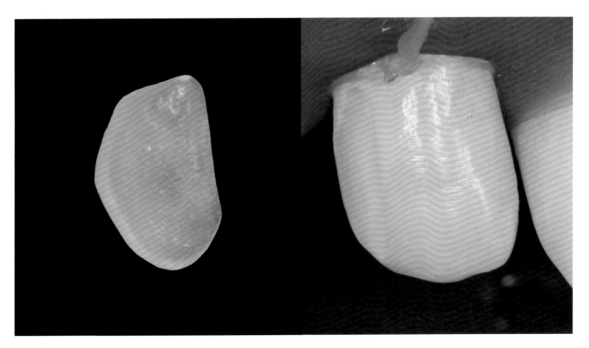

**图1-1-1　超薄瓷贴面及其粘接时对应的预备体完成面**

因此，我们美容主诊医生不能简单地跟患者介绍瓷贴面修复一定是微创的，微创是结果指标的定语形容词。评判是否能微创时，我们一定要重视对预备量的实测，有了目标牙预备量微量的设计需求以及美容主诊医生能够胜任精准制备手术的能力，才可能实现求美患者们喜欢的微创的结果。

（三）粘接固位

美学区贴面的固位主要依靠粘接力，所以修复体的粘接强度是影响贴面修复长期疗效的关键因素。各种原因脱粘接后的修复体脱落是其修复失败的主要并发症之一（表 1-1-1）。

表 1-1-1　瓷贴面修复的 10 年留存率及并发症发生率

| 瓷贴面修复 | 发生率 |
| --- | --- |
| 总体留存率 | 95.5% |
| 并发症 | 修复体脱落 2% |
| | 修复体折裂 1% |
| | 基牙继发龋 0.5% |
| | 基牙牙髓根尖周病 1% |

## 二、美学区贴面修复的适应证

（一）牙体缺损

与健康或目标解剖轮廓相比，前牙牙体缺损导致现有牙齿的轮廓体积不足，包括牙齿切端或邻面的局部缺损，牙齿发育异常造成的过小牙等（图 1-1-2）。广义上这类体积不足，也包括目标修复空间全部或部分大于现有牙体冠部空间的情况，可以进行增量的贴面修复设计（详见第三章的讨论）。

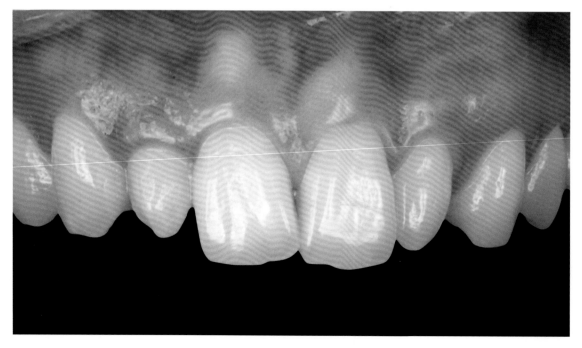

图 1-1-2　双侧侧切牙为锥形过小牙

（二）牙齿颜色异常

包括四环素染色牙、氟斑牙（图1-1-3）以及死髓变色牙等。

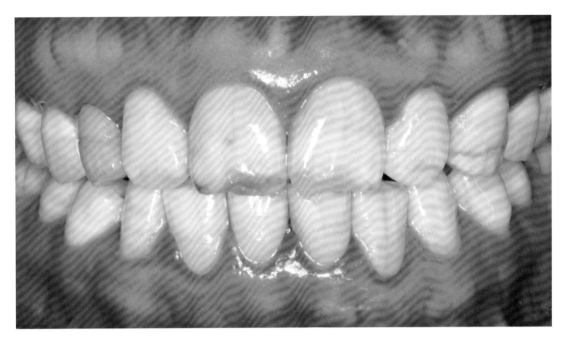

图1-1-3　氟斑牙

（三）牙列排列异常

牙列空间位置与正常解剖牙列空间位置的差别异常，包括扭转牙、牙间缝隙（图1-1-4）、黑三角等。

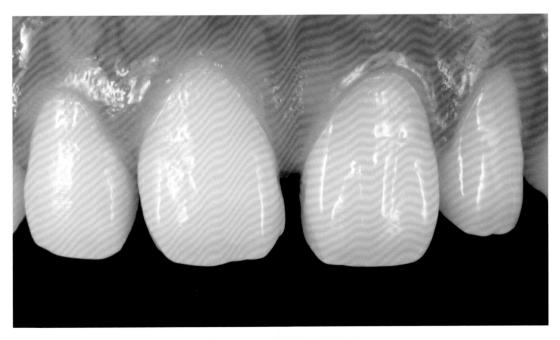

图1-1-4　上颌前牙散在性间隙

### 三、美学区贴面修复的禁忌证

#### （一）严重牙体缺损导致牙釉质大面积缺损

包括各种原因导致的牙体缺损程度过大（**图 1-1-5**），目标牙位无法获得足够的牙釉质粘接面积（牙釉质最小粘接面积需求的设计与把控等，详见第四章的分析讨论）。

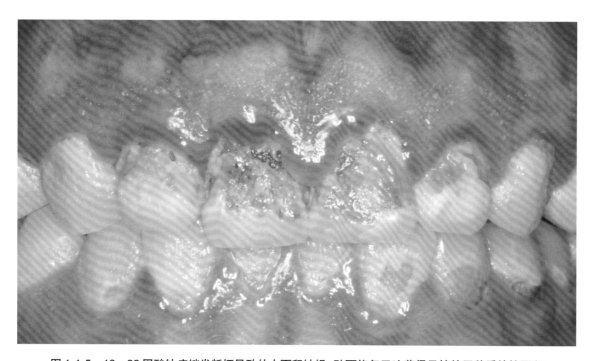

图 1-1-5    12—22 因酸蚀症继发龋坏导致的大面积缺损，贴面修复无法获得足够的牙釉质粘接面积

#### （二）严重的错𬌗畸形等牙列排列异常

现有修复牙列与正常或目标牙列空间位置差异过大，超过了修复体适宜纠正的范围，无法直接进行贴面修复改造者。包括牙间隙过大或中线过度偏移或牙列过度拥挤等导致目标修复空间不足、过大、过偏等（**图 1-1-6**）。

#### （三）咬合关系异常

包括明显反𬌗、严重深覆𬌗、严重磨损等（**图 1-1-7**）。

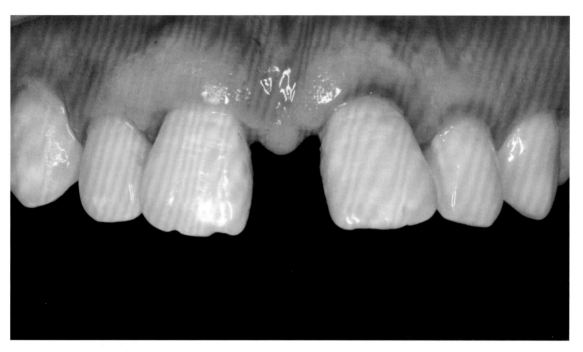

图 1-1-6　上颌中切牙间的间距为 6mm，牙间隙过大，无法直接用贴面修复体完成关闭中缝的纠正

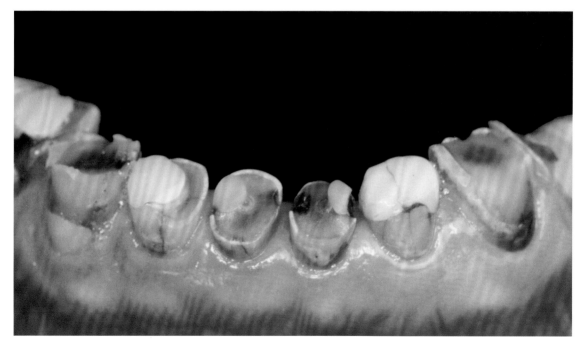

图 1-1-7　下颌前牙的重度磨损

# 第二节
# 美学区贴面修复的分类

分类合理,突出重点,才能有临床实用价值。当前分类方案以贴面与目标牙切缘的空间位置关系进行三分类(开窗型、对接型、包绕型)或四分类(开窗型、对接型、包绕型、扩展型),显然还没有把贴面修复的要点包罗进去。根据贴面的厚度、贴面覆盖牙体表面范围、贴面材料与工艺制作方式以及贴面与现有牙冠空间位置关系等不同角度进行分型,每个角度都很重要,如只用一种分类方案无法全面反映其技术要点,也容易在修复设计时产生挂一漏万的情况。如何命名更有实用价值、更便捷,就是本节讨论的重点。

## 一、美学区贴面的厚度分类法

贴面的厚薄,常常是今天宣传的重点。美学区贴面修复根据修复体厚度范围可分为超厚贴面、常规厚度贴面、超薄贴面、极薄贴面及不等厚贴面。

常规厚度贴面是指厚度范围主要为 0.5～1.0mm 的陶瓷或树脂贴面。超厚贴面是指贴面厚度大于 1mm 的陶瓷或树脂贴面。超薄贴面是指厚度范围为 0.3～0.5mm 的陶瓷或树脂贴面。极薄贴面是指修复体最大厚度小于 0.3mm 的陶瓷贴面或小于 0.2mm 的树脂贴面。

贴面的厚度通常是近似或接近均匀的,但在常规厚度或超厚贴面中还有一种厚薄不均匀的贴面,其最薄与最厚处的厚度差大于 0.5mm,此种贴面称为不等厚贴面。

## 二、美学区贴面的覆盖范围分类法

（一）美学区贴面的四型分类法（华西"三过"分型法）

美学区贴面修复根据贴面修复体覆盖目标牙体表面范围以及与目标牙切缘、邻接区触点及龈缘三个解剖标志的相互空间位置关系和覆盖面积从大到小进行分类,可分为三过型、两过型、一过型及不过型贴面（表 1-2-1）。"三过"分类法补充了现有贴面的切缘位置分类法空间位置命名不全面的缺陷,对修复设计与临床实操有提醒帮助作用,为了便于交流,用罗马序号进行排序,具体如下。

Ⅰ型贴面("三过型贴面")是指贴面修复体覆盖目标牙切缘、邻接区触点及龈缘,贴面覆盖牙体的面积最大;Ⅱ型贴面("两过型贴面")是指贴面修复体覆盖目标牙三个解剖标志中的两个;Ⅲ型贴面("一过型贴面")是指贴面修复体覆盖目标牙三个解剖标志中的一个;Ⅳ型贴面("不过型贴面修复")是指贴面修复体不覆盖目标牙三个解剖标志,贴面覆盖牙体的面积最小。

表 1-2-1　美学区贴面的四型分类法（华西"三过"分型法）

| 分类 | 与三个解剖标志的空间位置关系 | 切缘（I） | 邻接区触点（L） | 龈缘（G） |
|---|---|---|---|---|
| Ⅰ型贴面 | 三过型贴面 | 过 | 过 | 过 |
| Ⅱ型贴面 | 两过型贴面 | | 三选二　过 | |
| Ⅲ型贴面 | 一过型贴面 | | 三选一　过 | |
| Ⅳ型贴面 | 不过型贴面 | 不过 | 不过 | 不过 |

进一步根据贴面过或不过每个解剖标记的程度，从大到小又分为几个亚类。

针对切缘标志点，分为五个亚类：1 亚类（I1）为从唇侧到过切缘覆盖到腭侧且腭侧面积大于 30%；2 亚类（I2）为从唇侧到过切缘覆盖腭侧面积小于 30%；3 亚类（I3）为唇侧覆盖到平齐切缘；4 亚类（I4）为唇侧覆盖不过切缘但覆盖唇面大于 50%；5 亚类（I5）为唇侧覆盖不过切缘但覆盖唇面小于 50%。

针对触点标志点，分为三个亚类：1 亚类（L1）为过触点且覆盖面积大于 50%；2 亚类（L2）为过触点但覆盖唇面小于 50%；3 亚类（L3）为不过触点。

针对龈缘标志点，分为四个亚分类：1 亚类（G1）为龈下；2 亚类（G2）为平齐切缘；3 亚类（G3）为龈上；4 亚类（G4）为龈上、龈下或平齐非单一混合存在。

因此，贴面的命名就是四型贴面 + 亚型组合成的，如：Ⅲ型 I2-L3-G3 亚类贴面，Ⅰ型 I1-L1-G1 亚型贴面等。

而临床上具体使用的时候有两种推荐用法：①有简单高效需求时，就直接用"四型分类"，便于贴面方案的快速讨论确认。②完整使用"四型分类 + 亚类"时，临床方案的逻辑最完整，有助于准确地指导医生做好实际牙体预备操作。

### （二）再议美学区贴面的覆盖范围与几个特殊亚型

以往传统开窗型、对接型及包绕型的贴面三分类或四分类（增加了"扩展型"），也是按照贴面覆盖范围进行的，但该经典分类却只考虑了贴面与切缘的位置关系，其实是无法全面描述贴面覆盖范围的。因此，前面介绍的华西"三过"贴面分类法是更准确的临床分类方案。

另外，主流的常规贴面是指以唇侧覆盖为主的贴面，但还有些特殊亚型比较常见，如邻贴面就与唇侧覆盖为主的常规贴面不同。该亚型是指以目标牙邻面覆盖为主的贴面，邻贴面常用于美学区牙间隙或黑三角关闭等病例，多是Ⅳ型贴面（"不过"）或Ⅲ型贴面（"一过"型）的贴面。而比较少见的舌贴面、𬌗贴面等亚型是指主要覆盖前牙舌面或后牙𬌗面，用于修复前牙舌面表浅性缺损且缺损未累及切缘的贴面，或者后牙𬌗面的，这类贴面是Ⅳ型贴面（"不过"型贴面）。

国内还有文献把Ⅳ型、Ⅲ型等贴面称为"部分贴面、局部贴面"的，其实贴面都是局部的，不是全部的，意义不大。中华口腔医学会修复专委会的词典里只收录了按覆盖部位分类的贴面，如舌贴面、𬌗贴面、邻贴面，没有收录部分贴面、局部贴面。而国外的 GPT-10 至今还没有收录舌贴面、𬌗贴面、邻贴面、部分贴面、局部贴面等术语，各中缘由想来差不多。

## 三、美学区贴面的制作方式及材料分类法

美学区贴面修复若根据制作方式进行分类，则可分为直接修复贴面及间接修复贴面两种。美学区贴面修复若根据其材料可分为陶瓷类贴面与树脂类贴面两类；其中，陶瓷类贴面又包括硅酸盐陶瓷类、氧化物陶瓷类及复合陶瓷材料类贴面，其力学性能见**表 1-2-2 ～ 表 1-2-4**。

表 1-2-2　现有主流的数字化牙科陶瓷材料力学性能对比

| 材料 | 挠曲强度 /MPa | 断裂韧性 /( MPa·m$^{1/2}$ ) |
| --- | --- | --- |
| 长石质玻璃陶瓷 | 154 | <1.37 |
| 白榴石增强长石质陶瓷 | 185 | <1.07 |
| 硅酸锂基玻璃陶瓷 | 530 | 2～5 |
| 氧化锆加强型玻璃陶瓷 | 510 | <1.15 |
| 氧化铝陶瓷 | 687 | 4.48 |
| 氧化锆陶瓷 | 1 200 | 5～10 |
| 复合陶瓷类 | 148 | <1.4 |

表 1-2-3　现有常用牙科树脂材料力学性能对比

| 材料举例 | 挠曲强度 /MPa | 弹性模量 | 维氏硬度 /MPa | 拉伸强度 /MPa |
| --- | --- | --- | --- | --- |
| Filtek Ultimate（3M ESPE） | 87 | 6 720 | 93 | 48.03 |
| Estelite Quick（Tokuyama） | 64 | 4 491 | 52 | 31.05 |
| Tetric EvoCeram Bleach（Ivoclar） | 63 | 5 450 | 58 | 32.9 |
| Tetric EvoCeram Powerfill（Ivoclar） | 79 | 7 514 | 54 | 32.5 |

表 1-2-4　美学区贴面修复材料力学性能对比

| 种类 | 抗弯强度 /MPa | 断裂韧性 /( MPa·m$^{1/2}$ ) | 弹性模量 |
| --- | --- | --- | --- |
| 复合陶瓷类 | 150 | 60.69 | 30 |
| 玻璃陶瓷类 | 154 | 36.91 | 45 |
| 氧化锆陶瓷类 | 420 | 103.59 | 70 |

注：该表为以某品牌同一品牌不同瓷贴面修复材料为例对比汇总。

（一）硅酸盐类陶瓷材料

硅酸盐类陶瓷包括长石质陶瓷类材料和玻璃陶瓷类材料。

**1. 长石质陶瓷类贴面**　牙科长石质陶瓷是一种硼硅长石质玻璃，在玻璃基质中含有分散的增强结晶成分。从仿真角度看，用其制作的长石质陶瓷类贴面的美学性能出色，能很好模拟天然牙的色彩特征。长石质陶瓷类贴面能被氢氟酸酸蚀，其粘接性能稳定。但长石质陶瓷类贴面的机械性能相对较差。长石质陶瓷类贴面常采用耐火代型技术，粉浆涂塑烤瓷贴面以粉浆涂塑分层堆砌的瓷层烧结而成，其边缘的最小厚度可达 0.5mm 以内，因此这类瓷贴面常作为超薄邻贴面，用于关闭散在前牙牙间隙、锥形牙改形等病例（**图 1-2-1**）。

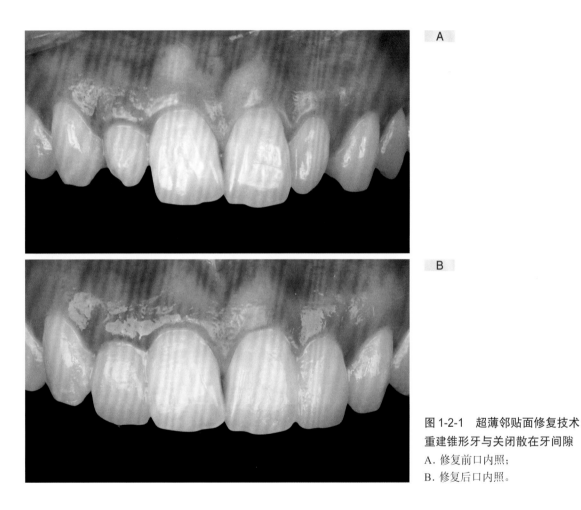

**图 1-2-1　超薄邻贴面修复技术重建锥形牙与关闭散在牙间隙**
A. 修复前口内照；
B. 修复后口内照。

**2. 玻璃陶瓷类贴面**　玻璃陶瓷是由基质玻璃在晶化热处理后得到的多相固体材料，以硅酸锂基玻璃陶瓷、白榴石基玻璃陶瓷为代表。玻璃陶瓷类贴面具有良好的美学性能，其半透明性和折光率类似于天然牙釉质（**图 1-2-2**）。但玻璃陶瓷缺乏内部色彩层次，其美学性能稍逊于长石质类瓷贴面。与长石质陶瓷类贴面相比，玻璃陶瓷类贴面具有良好的抗折强度、抗弯曲强度等机械性能。玻璃陶瓷类贴面可通过热压铸造技术制作为热压铸瓷贴面（铸瓷贴面），或通过数字化切削技术制作。因其烧结过程快速，椅旁切削便利，玻璃陶瓷类贴面适用范围广，目前还常用于椅旁即刻修复。

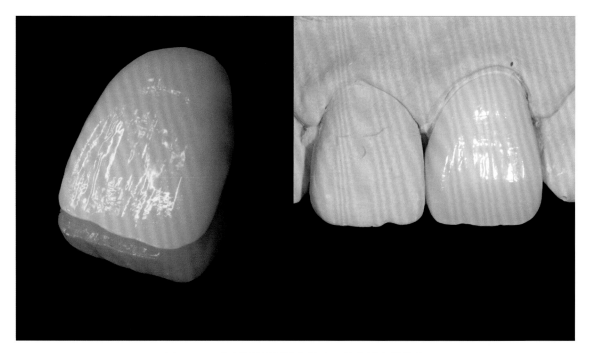

图 1-2-2　玻璃陶瓷贴面修复体在工作模型上的状态

（二）氧化锆陶瓷类贴面

氧化锆陶瓷因其相变增韧效应具有良好的机械性能，但受其美学性能和表面惰性的限制，其美学与粘接性能还有待提升，而迭代后的高透氧化锆类瓷材料，或由图案化表面成型以及玻璃陶瓷涂层、浸渗等表面粗化和活化技术改善了其美学与粘接性能，已开始用于氧化锆瓷贴面的制作，未来可期。其成型工艺技术大多采用数控切削。未来还有三维打印，如氧化锆喷墨工艺（ACJ）修复体等。

（三）锆增强玻璃陶瓷类贴面

锆增强玻璃陶瓷材料是一种复合陶瓷材料，在玻璃陶瓷中添加氧化锆，提高了玻璃陶瓷的机械性能，形成氧化锆加强型硅酸锂玻璃陶瓷（图 1-2-3），用其制作的贴面就是锆增强玻璃陶瓷类贴面。其成型工艺技术大多采用数控切削。

（四）复合树脂类美学区贴面

复合树脂材料由有机树脂和无机填料非均相混合而成，属于颗粒增强型聚合物基复合材料。复合树脂材料具有质地均一、抗折性强、颜色稳定等优点。虽然近年不少美牙区复合树脂修复中树脂的性能有了很大提升，但树脂贴面的耐磨性及机械性能总体上还不如陶瓷类贴面。另外，值得期待的是，树脂贴面可在数字化注射树脂导板的引导下行直接贴面修复（图 1-2-4）。与经典费时费力的复合树脂分层塑型修复技术相比，注射树脂成型导板引导树脂贴面直接修复可在椅旁进行快速切削高精成型，有效地降低了涂塑技术敏感度，一定程度上减少了患者的就诊次数，有助于提升患者的满意度，常规美学修复时是很有潜力替代现有徒手分层涂塑技术的一种新型数字化贴面修复技术。

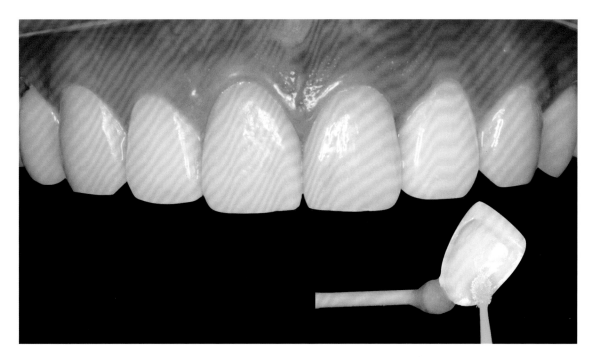

图 1-2-3　锆增强玻璃陶瓷类瓷贴面口内就位后的情况

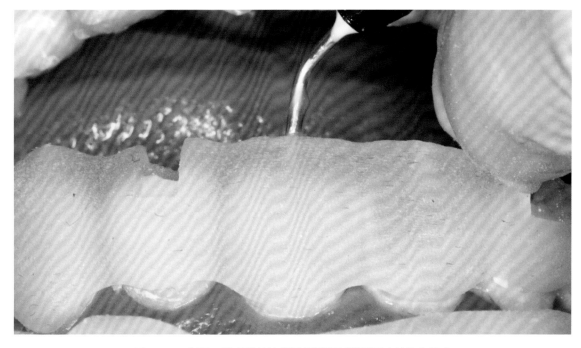

图 1-2-4　华西口腔研发的注射导板引导树脂贴面直接修复技术

### （五）陶瓷 - 树脂复合材料类美学区贴面

陶瓷 - 树脂复合材料是由陶瓷网状结构和树脂网状结构交织形成的复合材料，以弹性瓷材料为代表。这类材料与树脂类材料相比有更好的耐磨性，与陶瓷材料相比有更好的韧性。陶瓷 - 树脂复合材料可进行高精度切削的加工，表现出色的边缘完整性，其厚度最薄可达 0.2mm（根据厂家宣传资料数据），可满足微量牙体预备的修复设计方案，适用于关闭散在牙间隙的病例（图 1-2-5）。

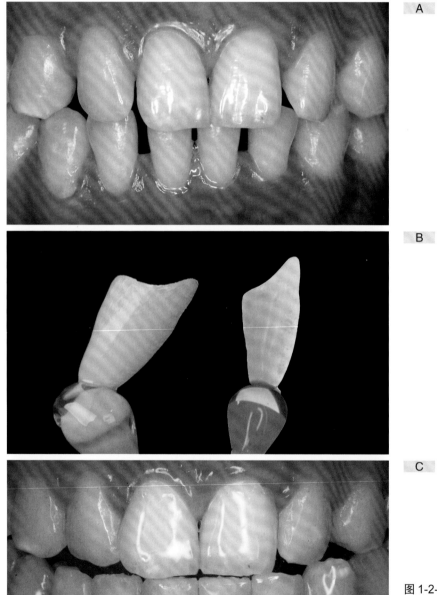

**A**

**B**

**C**

**图 1-2-5　陶瓷 - 树脂复合瓷贴面修复前牙散在间隙**

A. 修复前口内照；

B. 陶瓷 - 树脂复合材料的超薄瓷贴面；

C. 修复后口内照。

## 四、美学区贴面的目标修复空间分类法

美学区贴面修复若根据其体积空间位置占位进行分类,可按照目标修复空间(target restoration space,TRS),即所需的修复空间与原始牙冠的空间位置关系进行分类,一共为三种,即体外 TRS 型、体内 TRS 型以及混合 TRS 型贴面,详见第三章的讨论。

体内空间型贴面是指贴面修复体轮廓空间完全位于原始基牙牙冠的轮廓空间范围内部,常见于仅需复制原有牙体形态或缩小原有牙体形态的病例。体外空间型贴面是指贴面修复体轮廓空间完全位于原始基牙牙冠轮廓空间的外部,常见于超薄瓷贴面修复过小牙的牙间隙、不备牙的直接树脂贴面修复等扩大牙体外形的病例。混合空间型贴面是指贴面修复体轮廓空间一部分位于原始基牙牙冠轮廓空间内,另一部分位于原始基牙牙冠轮廓空间外,其中位于原始基牙牙冠内的修复体空间需要通过牙体预备来获得,该种空间类型的贴面临床上较为常见。

## 五、美学区贴面修复技术的临床实用命名方案建议

美学区贴面修复可根据贴面的厚度、贴面覆盖牙体表面范围、贴面材料与工艺制作方式以及贴面与现有牙冠空间位置关系等不同修复要素角度进行分型,虽然每个角度都很重要,但只用一种分类方案是无法全面反映其技术要点的。如采用过于单一的分类,美容主诊医生在进行修复设计时容易产生挂一漏万的情况。但全部都用,又太过繁复。如何进行逻辑简化处理是个大问题。

为了解决这个难题,全面把握贴面修复的设计要点,同时又方便大家使用,面对临床实际运用,笔者建议美学区贴面修复技术具体命名方案为"牙位 +(四型分类 - 亚类 + 超厚 / 常规厚度 / 超薄 / 极薄 + 体内 / 体外 / 混合 TRS 型 + 直接 / 间接修复 + 复合树脂 / 陶瓷贴面"。这个方案提供了清晰的命名逻辑,有助于大家一目了然地明确某一病例贴面修复的核心要点。而贴面分类中特殊亚型如邻贴面、舌贴面等,也可以用此方案命名。如"Ⅳ型-I5-L3-G3 极薄体外 TRS 直接修复复合树脂邻贴面",该命名全面地描述了该邻贴面的无创修复内涵;而如"Ⅰ型-I3-L2-G1 超薄混合 TRS 间接修复玻璃陶瓷贴面",也能反映出该瓷贴面修复作为有创修复的几个关键点。因此,笔者认为该命名方法是可以全面反映出贴面修复技术的关键要点的,未来将有助于大家高效地梳理贴面修复设计与实操要点,便捷地做好贴面修复。

# 第三节

# 美学区贴面的边缘

过去三十年来，医生与技师讨论固定修复、美学修复质量如何提高时，都十分关注"边缘"质量，如：常说"边缘不清楚""边缘线不清楚"等诸如此类的话。但是，很遗憾，至今下面这类问题还无共识，如：什么叫边缘？边缘到底是几何学的点、线、面、体中的哪一个呢？边缘是线吗？等等。这些概念不清，前面这些话所关注的边缘质量，也就无法阐述清楚；想要提高边缘质量，也就很难做到了。

而说起美学区贴面修复，因其边缘长，且可位于牙冠的任意部位，其内涵并不简单。说不清楚边缘，我们就很难做好边缘。因此，为了做好美学区贴面修复，我们就以美学区贴面为例，来解读边缘的几何学内涵，以方便后续大家对"边缘"的正确设计与实施。

其实，美学区贴面的"边缘"有两个。"边缘1"是由医生进行牙体预备手术后获得的"预备体边缘"。"边缘2"就是由技师进行加工制作完成的"修复体边缘"。而长期以来，学界对这两个极其重要的基本概念的内涵和外延界定不清，全球范围尚无共识。这种概念不清的状况，直接影响了边缘质量的提升，也是当前困扰固定修复、美学修复更高水平发展的绊脚石。依据笔者主笔的中国专家共识《瓷美学修复中预备体边缘与修复体边缘的专家共识》，下面将对影响美学区贴面修复质量最重要的设计和实施要素"边缘"进行详细的解读。

## 一、预备体边缘相关的三个基本概念

预备体边缘是临床医师经过美学与功能分析和牙体预备操作后，采用各种预备术完成后牙体组织表面上与未预备牙体组织间分界的面或线，包括完成面、预备体边缘以及预备体完成线，三者的关系在目标牙三维几何空间范围同属一个几何空间区域，几何尺寸范围由大变小，呈包含关系（ 图 1-3-1 ）。

（一）预备体的完成面

这是一个长期缺失的重要概念，3 年前由笔者进行了定义。

预备体的完成面是指完成牙体预备术后在基牙表面形成的物理切割面（ 图 1-3-2 ）。美学区贴面修复治疗完成后，完成面通常要被贴面修复体内表面所覆盖，来实现各种治疗目标，并通过完成面与修复体的粘接来支撑贴面修复体所承受的机械应力。

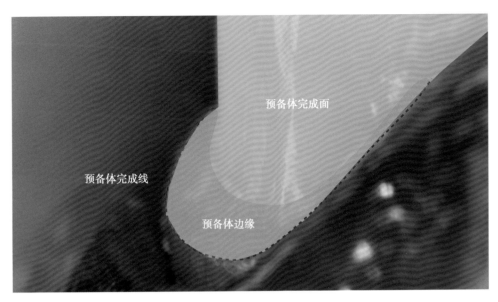

图 1-3-1 预备体的完成面、边缘及完成线

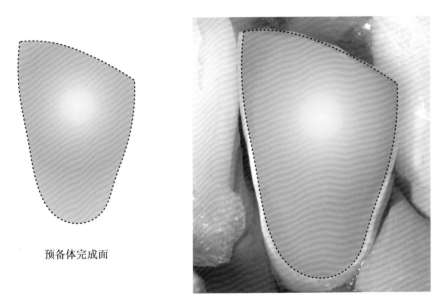

图 1-3-2 预备体的完成面

完成面的面积大小对修复治疗的成功十分重要,已有诸多文献表明在瓷贴面修复治疗中,基牙预备体完成面上余留牙釉质比例将直接影响其粘接的可靠性,其牙釉质比例必须达到或超过最低要求,否则将极易出现脱落等并发症。而关于牙釉质比例的现有具体设计要求讨论,详见第四章的相关内容。

（二）预备体边缘

预备体边缘是指完成面与未预备牙体组织间的分界区域（**图 1-3-3**）。从美国的 JPT-10、英国的 BDJ-2 以及国内规划教材里基于全冠颈缘对"边缘"的定义,我们其实一直没有清晰完整的预备体边缘概念内涵，而这个概念在全球学界长期混淆不清的逻辑起点就是：预备体边缘到底是几何量的点、线、面、体中的哪一种？预备体"边缘"是线？还是面？抑或体？这个问题搞不清楚，预备体"边缘"这个几何量概念的内涵又如何能够明确。

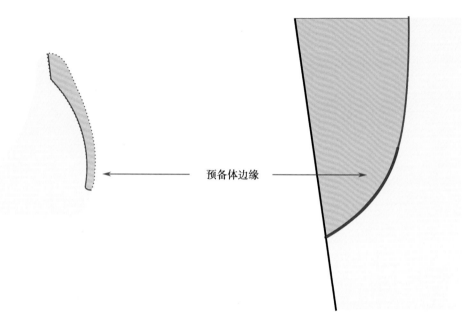

图 1-3-3　预备体的边缘

其实，从**图 1-3-1** 就可以看出预备体边缘是"面"，是完成面靠近未预备区域边界的一部分，其形态和大小范围的设计与所对应的不同修复体材料以及修复方式有关。而根据规划教材中经典的全冠颈缘剖面轮廓外形，边缘常分为刀状、斜面、凹面及肩台 4 种主要形式。但这个经典概念还远远不够，因为瓷贴面的边缘可以位于牙冠的任意部位，不只是颈缘，其边缘的剖面轮廓外形和分类、命名更复杂，实操也更具挑战性。不少经典文献表明：一个具有可重复、精准且平滑的预备体边缘可以提高瓷贴面修复的边缘密合性。其实，要想实现这样的目标，还要根据医生和技师手部实操的规律和特点，结合预备体边缘的空间几何位置及数值设计，进行精准控制，才能实现。

（三）预备体完成线

预备体完成线是预备体边缘与未切磨牙体组织间所形成的分界线。该条线为牙体预备手术操作在预备体上的终止线。

全冠修复时，其预备体完成线只能位于颈部。而进行美学区贴面修复时，根据不同用途的贴面设计，贴面预备体完成线可以在冠部的任何位置。当然，贴面颈部完成线与全冠类似，多位于牙釉质组织较薄的颈部区域，而为了保留更多的牙釉质获得更可期的粘接强度，理论上其预备手术精度要达到几十微米才行。

另外，牙周健康稳定，是我们在修复前、中、后阶段都必须认真考虑的核心前提条件和空间几何位置设计要素，位于颈部的贴面完成线根据其与游离龈缘的位置关系，逻辑上跟前牙瓷全冠一致，可分为龈上、平龈及龈下预备体完成线（**图 1-3-4**）。临床上应综合考虑患者的牙周健康状况和自我维护能力、生物学宽度与修复的美学效果等进行统筹决策。显微镜下的贴面平龈完成线设计，既能实现修复体外边缘的美学效果和粘接效果，又能维护牙龈等软组织的健康，已经在微创瓷美学修复中应用广泛。而其他位点的贴面完成线要更多考虑如何避免白线、不影响触点和咬合点等问题，整体上看美学区贴面完成线的空间位置设计更复杂，预备手术精度与制作精度也更高，使得把握好美学区贴面修复技术更具挑战性。

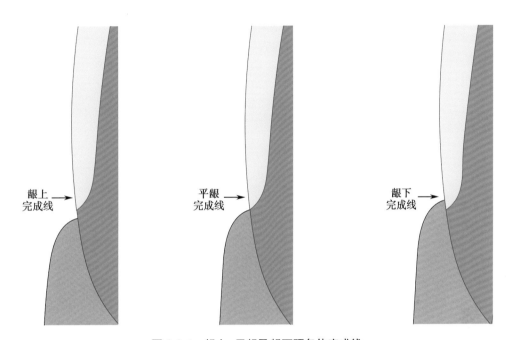

图 1-3-4　龈上、平龈及龈下预备体完成线

## 二、修复体边缘相关的三个基本概念

修复体边缘是指覆盖预备体的修复体的最外侧边界区域。从空间几何特征来看，修复体边缘不是简单的"线"或"边缘线"，其本质上是存在一定厚度的"体"，修复体边缘是由修复体内边缘、修复体外边缘以及修复体完成线共同构成的几何量。

### （一）修复体内边缘和修复体外边缘

修复体内边缘是指修复体边缘的内侧与预备体相对的部分；修复体外边缘是指修复体边缘外侧与患者口腔相通相对的部分，修复体外边缘形态是保证修复治疗美学效果的重要因素（**图 1-3-5**）。修复体边缘的宽度由所选修复材料的最小厚度和预备体的边缘宽度共同决定，关于修复体边缘宽度的要求，详见第二章的相关内容。

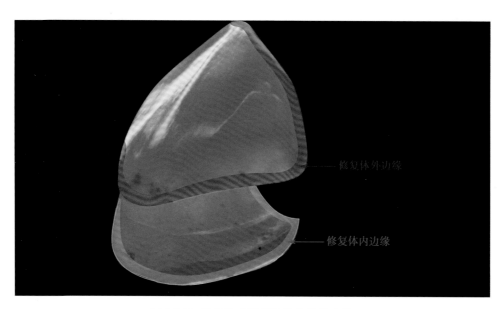

图 1-3-5　修复体内边缘和修复体外边缘

（二）修复体完成线

修复体完成线是指修复体内、外边缘交界转角处线角的顶点连线（**图 1-3-6**）。修复体完成线须与预备体完成线匹配才能达到良好的修复体边缘封闭。

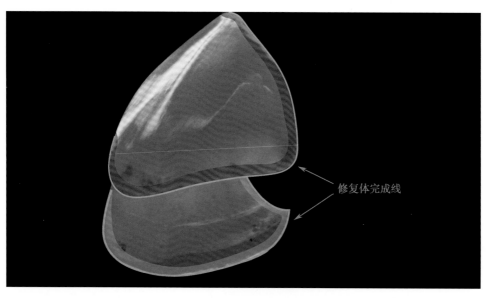

图 1-3-6　修复体完成线

### 三、预备体边缘和修复体边缘的形态、宽度以及空间几何相互位置关系

瓷贴面修复中存在两个边缘：预备体边缘和修复体边缘。预备体边缘是通过牙体预备获得，由医生把控的临床质量指标。修复体边缘是通过技师或专业设备制作，是由相关技师或制作中心质检部门把控的义齿质量指标。

两个边缘各不相同，但又彼此在同一边缘区几何空间中互相关联。

#### （一）边缘形态

预备体边缘形态设计与术中车针工作尖形态具有"形形相依"的对应关系，而预备体边缘和修复体边缘的形态也需要互相协调。90°内圆角形及135°浅凹形边缘是目前适用于瓷美学修复的边缘形态，这两种边缘形态具有边缘易辨认、密合性好、美学效果好等特点。修复体边缘形态也与所选择的材料有关，修复体材料的美学性能、力学性能以及使用加工模式均可影响修复体边缘的形态（图1-3-7）。

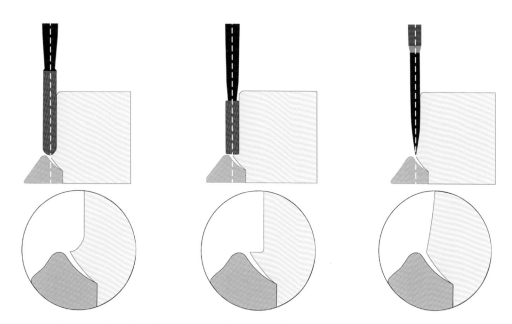

图1-3-7　预备体边缘形态设计与术中车针工作尖形态具有"形形相依"的对应关系

#### （二）边缘宽度

修复体和预备体的边缘之间并不是完全紧密贴合的，两个边缘的宽度空间里须包容粘接材料，二个边缘遥相呼应，二者的适合度高、间隙才能足够小，才能获得良好的边缘封闭。若修复体内边缘和预备体边缘之间的材料溢出道不足，涂布粘接材料后，贴面修复体无法准确就位。在修复体制作过程中，修复体内边缘在距离预备体冠根方向上的完成线0.5～1mm范围内是与预备体完成面密合的；在预备体边缘外的区域，可在代型表面涂布代型隙料或利用数字化设计软件设计80～100μm的空间以容纳修复体与预备体之间的粘接剂。

（三）两个边缘的空间几何位置关系

修复体边缘与预备体边缘在几何空间位置秩序上互为对应，在设计和制作中两者既互相限制也相辅相成。在瓷贴面修复中，目标修复空间（target restorative space，TRS）分为体内空间及体外空间。TRS 在边缘区域也分为体外空间及体内空间，修复体边缘位于原有牙体组织内所占据的空间为体内空间，而修复体边缘位于原有牙体组织外所形成的空间为体外空间。修复体边缘宽度代表 TRS，即修复体边缘宽度等于 TRS，也等于体内空间与体外空间之和；预备体边缘宽度代表体内空间，即预备体边缘宽度等于体内空间（图 1-3-8）。

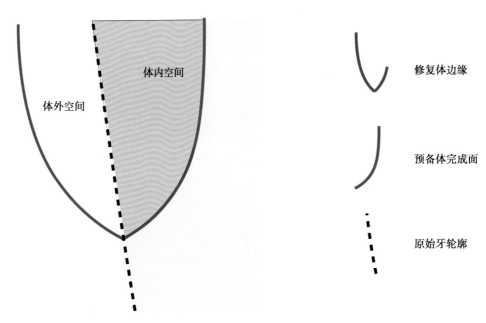

图 1-3-8　两个"边缘"在同一边缘区的空间几何位置关系图

# 第四节

# 美学区贴面修复技术相关的临床新分类

第二节笔者已经建议今后临床实际运用时贴面修复可定义为"牙位＋四型分类＋亚类＋体内／体外／混合 TRS 型＋直接／间接修复＋复合树脂／陶瓷贴面"，有助于大家一目了然地明确某一病例贴面修复的核心要点。但具体临床实操时，还有很多技术关键点要格外重视，如边缘的设计、临床预备到制作如何准确传递信息并前后一致的难题，美学区病例的临床分级难题等。本节我们将逐一讨论，供大家参考。

## 一、美学区贴面边缘的最新实战命名

为了做好边缘，方便医技交流合作，提高合作质量，顺利实现修复治疗目标，笔者推荐大家使用我们设计的美学区贴面边缘最新命名方法。

从基于立体几何视角的"边缘"命名法来看，美学区贴面修复中的边缘并非简单定义的一条线，而是一个在几何空间中可量化的区域。在临床操作中，该区域的任意几何剖面都可通过"宽度 - 角度 - 形态"等参数，对其空间几何位置进行准确描述。边缘的空间位置还须标明其与龈缘、牙尖、切缘等的相对空间几何位置关系。

通过整合以上参数，对临床实践中病例的边缘采用"预备体／修复体宽度 - 角度 - 形态 - 空间位置"的格式进行命名，其中空间位置还包括了龈缘位置关系参数（龈上、龈下及平齐龈缘），边缘涉及范围参数（贴面的唇颊侧、舌腭侧边缘），贴面边缘是否过触点，贴面边缘是否过切缘等位置参数。例如：0.3mm-135°- 浅凹槽形 - 平齐龈缘边缘、唇颊侧瓷贴面边缘，0.5mm-90°- 内圆角肩台 - 龈下 0.5mm、唇颊侧瓷贴面边缘。通过新命名，可以将边缘的立体形态、边缘的空间位置进行准确的记录，以便方便医技之间的准确沟通，从而提升医技双方的合作效能。

## 二、美学区贴面修复的临床新分类

为了方便临床上对美学区患者进行分级诊疗，认识整个治疗过程的本质特征比较重要。在患者的口腔暴露区、前牙区进行修复治疗时，我们要注意患者的审美需求是有三个层次区别的。

第一个层次的患者是没有特殊要求的，治疗可以很简洁，只要能修复重建缺损等缺陷，这类患者就很满意了，其本质就是"常规固定修复"。

第二层次的患者有时甚至并没有明显的牙齿美学缺陷、功能障碍，但对自己牙齿的美容有更高需求，这类需求来自群体美学标准时就是常规美学修复，总体上看这类患者的诊疗相对复杂，细节要求较多，需要完全不同于常规固定修复的临床路径来应对。

第三层次患者的牙齿美容需求更个性化,诊疗更复杂,核心工作就是通过脱敏、暗示等手段明确目标牙形态和内部分层要素(形要素),以及目标牙的颜色特征要素(色要素),再进入类似常规美学修复的临床流程。

为了更好地服务各类患者,提高诊疗效能和服务质量,笔者做了这个新分类,以方便大家进行临床决策以及相应的临床治疗。

(一)常规级修复

虽然在暴露区进行贴面修复治疗,但患者并无超越正常范围的群体或个体需求,医者只要能实现共识性的解剖生理该有的基本特征,患者就很满意。而我们知道无论前牙还是后牙,一切修复都应达到仿真仿生的标准,从这个角度讲,这类患者可以采用与后牙非暴露区一样的临床路径,就可使贴面修复体在口腔内正常行使功能(图 1-4-1)。常规级贴面修复的目标为复制共识性的解剖生理效果,其实也是所有修复的基本要求,其本质特征就是常规固定修复。

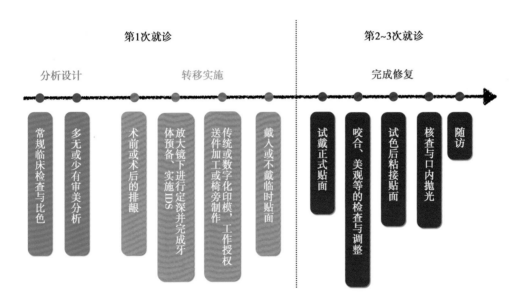

图 1-4-1    贴面的常规级修复流程
IDS 为即刻牙本质封闭(immediate dentin sealing)。

通常患者 2～3 次就诊就可以完成相应的治疗(见图 1-4-1)。这类患者切忌过度医疗,也不宜采用复杂的四级预告等修复技术。例如,一病例主诉为上颌前牙牙齿缺损 1 年(图 1-4-2)。根据病史及口内检查,可诊断该患者为"11 牙体缺损"。根据对求美患者的心理需求要素(心理要素)和审美要求的分析,该患者的口腔美容修复期望值为 3 分,该患者对牙齿美观的忧虑程度低,现仅要求按照解剖生理共识性标准修复牙齿外形,无额外的审美需求。因此,该患者属于常规修复患者。根据前述口内检查可知,11 存在不超过冠中 1/2 的切端牙体缺损,不需要大幅度改形,能得到足够的牙釉质粘接面积,且目标牙颜色与基牙颜色差异较小,因此选择 11 牙Ⅱ型 I3-L3-G1混合 TRS 型间接修复玻璃陶瓷贴面修复。

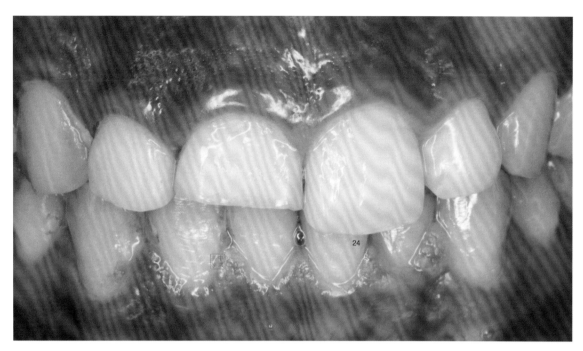

图 1-4-2　11 牙切端牙体缺损

因此，在第一次就诊时在放大镜下使用定深车针制备定深孔，并在定深孔引导下完成牙体预备（图 1-4-3）。

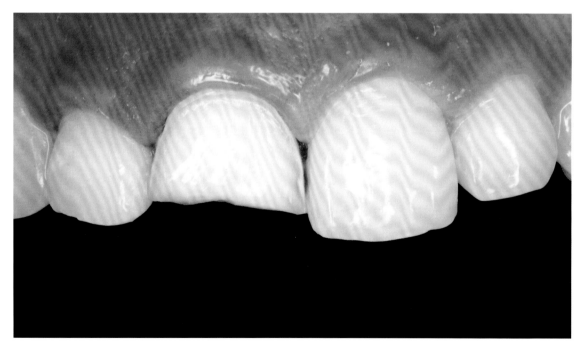

图 1-4-3　11 牙体预备后

使用硅橡胶印模材料取模后，使用自凝树脂制作临时贴面（**图 1-4-4**），完成第一次就诊。

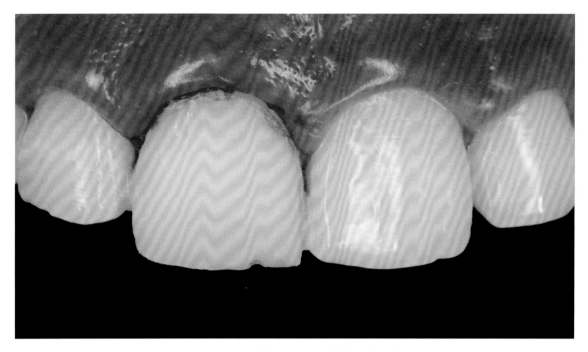

图 1-4-4　11 戴临时贴面，完成第一次就诊

患者第二次就诊时，在口内试戴瓷贴面修复体，患者对颜色、形态等均满意；分别处理预备体与瓷贴面修复体后完成最终粘接（**图 1-4-5**）。

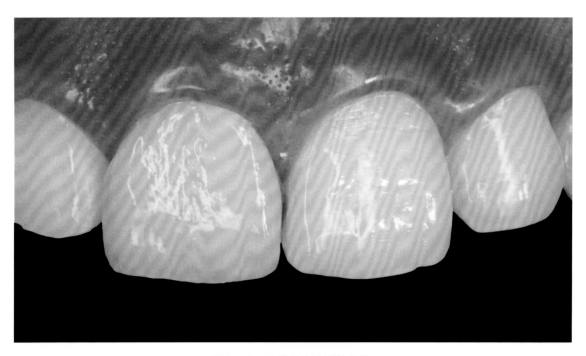

图 1-4-5　11 粘接瓷贴面修复体

修复前后对比可见，该病例通过 2 次就诊，使用贴面修复体参考 21 解剖形态，完成 11 牙体缺损的修复（图 1-4-6）。通过简单、微创的修复方式，解决了患者的美学问题，满足了患者的口腔美容修复期望。

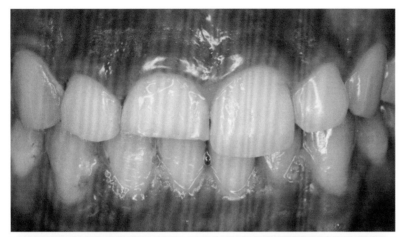

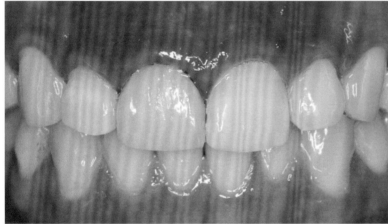

**图 1-4-6　修复前后口内照**
A. 修复前口内照；
B. 修复后口内照。

### （二）常规美学（美容）修复

贴面的常规美学修复是在保证仿真仿生的基础上，以最终修复效果达到群体审美为目标。进行贴面的常规美学修复时，需要医生掌握当下流行的群体美学标准，能够通过四级预告美学（美容）修复技术获得目标牙的形、色设计指标，最终使正式修复能够实现患者满意的正式修复效果（图 1-4-7）。

这类患者通常要 5～6 次复诊才能完成（见图 1-4-7），目标牙预告后形、色指标确认的难度越高，复诊次数也就越多。该患者主诉为前牙颜色不美观 10 年余（图 1-4-8）。第一次就诊时收集病史资料，并进行审美分析、心理、美容修复难度评估，排除禁忌证。根据患者主诉、现病史及既往史等，结合颌面部及口内检查，可诊断该患者为四环素牙。根据审美分析及心理分析，患者对前牙美观无特殊需求，对牙齿美观的忧虑程度较低，其口腔美容修复期望值为 4 分，属于常规美学修复患者。经与患者沟通后，建议行 13—24、34—43 牙Ⅱ型 I3-L3-G1 混合 TRS 型间接修复玻璃陶瓷贴面修复。

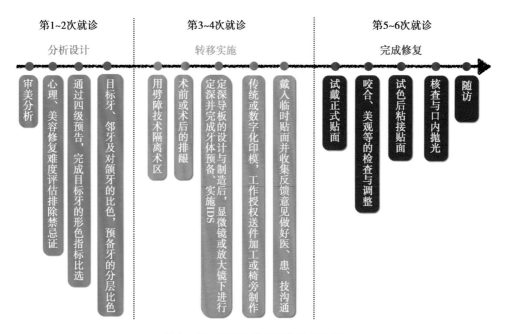

图 1-4-7　贴面的常规美学修复流程

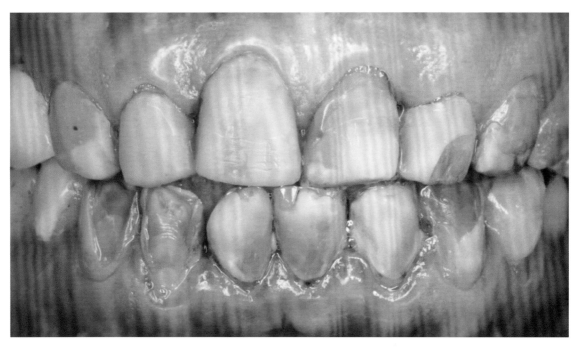

图 1-4-8　前牙颜色不美观

在第一次就诊时,根据线面法则,使用设计软件进行美学线面关系分析设计,使用二维照片进行二维预告(图 1-4-9);进一步根据二维设计做三维的诊断蜡型。在第二次就诊时,根据诊断蜡型,使用自凝树脂在患者口内原始基牙上制作诊断饰面,进行美学修复效果的三维口内预告(图 1-4-10)。

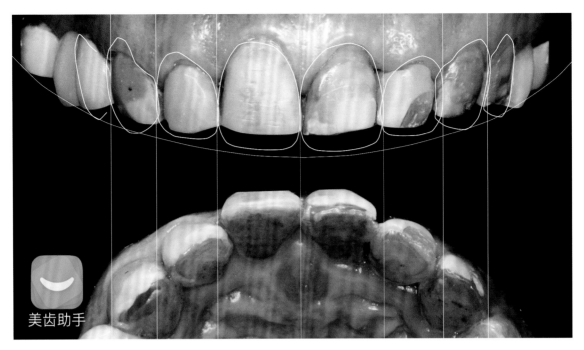

**图 1-4-9 使用设计软件在二维照片上进行二维预告**

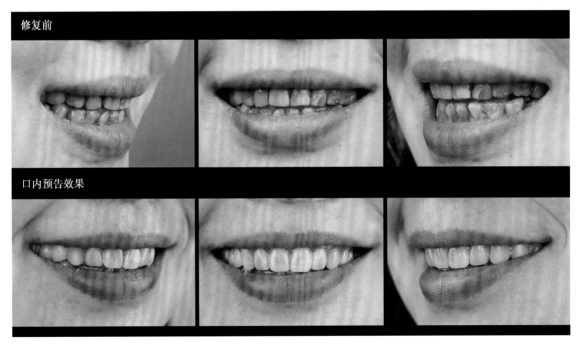

**图 1-4-10 口内制作诊断饰面，进行三维口内预告**

患者对美学预告效果满意后，使用诊断蜡型制作硅橡胶备牙定深指示导板，在显微镜下使用硅橡胶导板引导预备体的定深孔制备及预备深度控制（图 1-4-11）。最后，使用诊断蜡型引导瓷贴面修复体的设计与制作，修复体在口内试戴，患者对颜色、形态等均满意后，进行修复体粘接（图 1-4-12）。

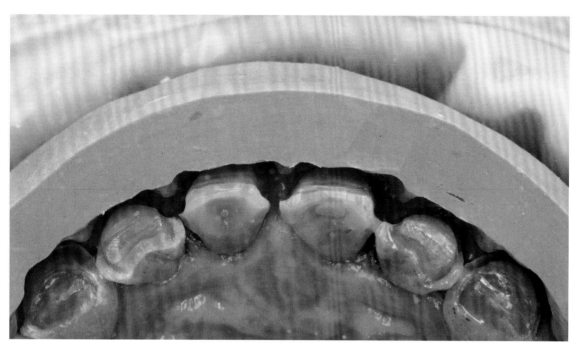

图 1-4-11    显微镜下使用硅橡胶备牙定深指示导板引导预备体的预备深度

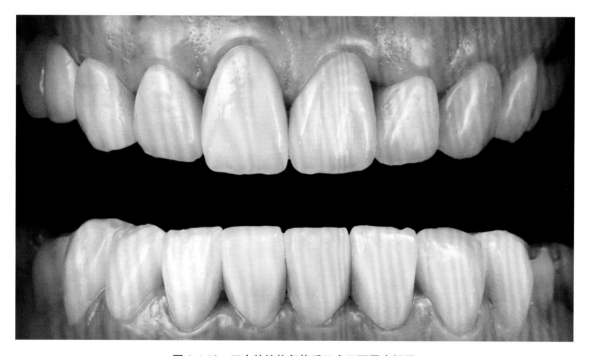

图 1-4-12    口内粘接修复体后口内正面黑底板照

（三）疑难美学（美容）修复

　　贴面的疑难美学修复是在常规美学修复的基础上，患者有强烈的个人审美追求，导致目标牙的形、色指标不唯一、不稳定，无法直接开展最终治疗。这类患者要通过四级预告技术等，以及脱敏疗法、暗示疗法等，让患者的个人审美追求对应的"形、色"指标能够稳定、唯一后，我们再通过类似常规美学修复流程来使患者达到心理上的满足（图 1-4-13）。

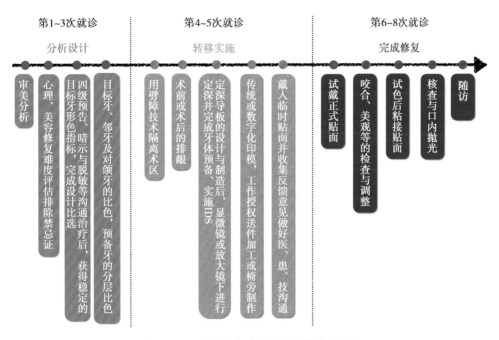

第1~3次就诊　　　　　第4~5次就诊　　　　　第6~8次就诊

分析设计　　　　　　转移实施　　　　　　完成修复

审美分析

心理、美容修复难度评估排除禁忌证

四级预告、暗示，与脱敏等沟通治疗后，获得稳定的目标牙形色指标，完成设计排选

目标牙、邻牙及对颌牙的比色，预备牙色的分层比色

用劈障技术隔离术区

术前或术后的排龈

定深导板的设计与制造后，定深并完成牙体预备，实施IDS

传统或数字化印模，工作授权送件加工或椅旁制作，显微镜或放大镜下进行

戴入临时贴面并收集反馈意见做好医、患、技沟通

试戴正式贴面

咬合、美观等的检查与调整

试色后粘接贴面

核查与口内抛光

随访

图 1-4-13　贴面修复中的疑难美学修复流程

　　这类患者通常要 6 次以上（见图 1-4-13），甚至更多次复诊才能完成，主要看目标牙预告后形、色指标确认的难度，修改越多，复诊次数也就越多，一定要跟患者沟通清楚，形、色指标不明确、不唯一时，医生切勿着急进行不可逆操作。该患者主诉为前牙颜色异常 30 年余（图 1-4-14）。第一次就诊时收集病史资料，并进行审美分析以及心理评估、美容修复难度评估（图 1-4-15）。由于患者主诉涉及全美学区域牙位，且其演员职业对美学区牙位颜色及形态要求较高，患者对牙齿美观的忧虑程度较高，其对修复的美观期望值为 8 分，该患者为高难美学患者。

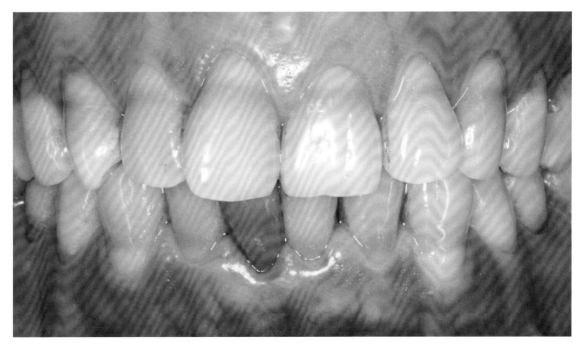

图 1-4-14　前牙颜色异常

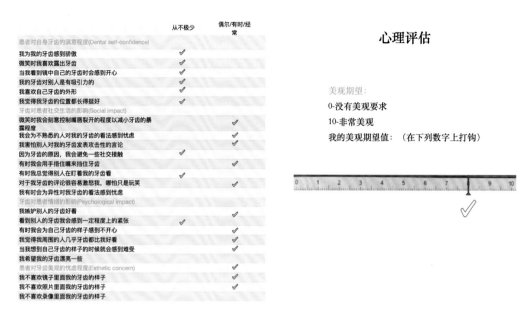

图 1-4-15　审美分析、心理评估、美容修复难度评估

使用患者的二维照片根据线面法则进行美学线面关系分析，并根据分析进行数字线面设计（digital line-plane design，DLD），进一步在二维照片上模拟修复后的美学效果，进行二维预告（图 1-4-16）。根据二维设计在蜡型上制作实体诊断蜡型，对美学效果进行三维预告（图 1-4-17）。患者对牙齿颜色及形态要求较高，对龈缘高度等要求较低，且强烈要求更微创的治疗过程，因此在牙体预备前后对颜色的比选进行反复沟通，同时保留现有龈缘高度。进行预备前颜色的比选（图 1-4-18），并与患者充分沟通，通过暗示与脱敏减轻患者对牙齿美观的忧虑程度。

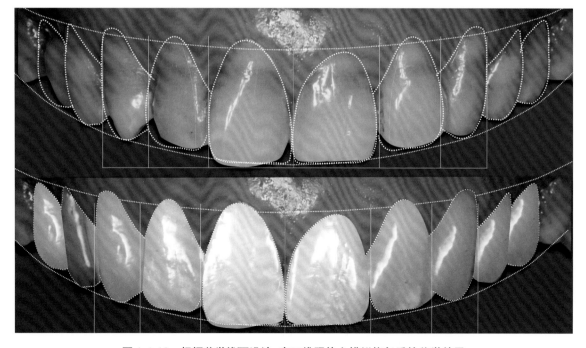

图 1-4-16　根据美学线面设计，在二维照片上模拟修复后的美学效果

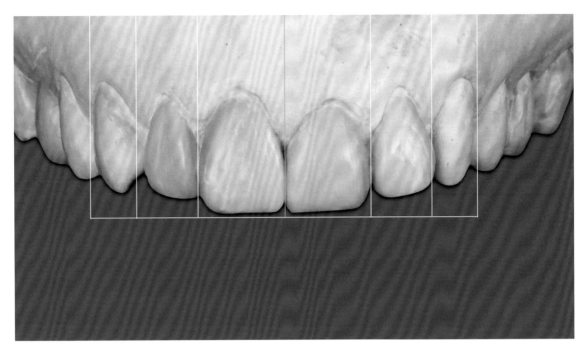

图 1-4-17　在蜡型上制作实体诊断蜡型，对美学效果进行三维预告

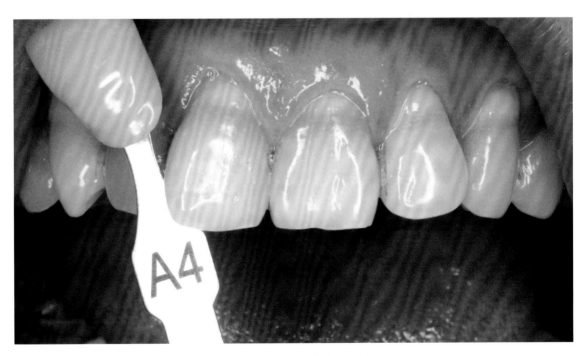

图 1-4-18　预备前颜色的比选

在诊断蜡型上使用牙科透明膜片压制压膜透明牙体预备定深导板（**图 1-4-19**）。在压膜透明牙体预备定深导板的引导下，使用 HX-1 定深车针于定深位点钻入以制备定深孔（**图 1-4-20**），在定深孔的引导下完成瓷贴面的唇面预备。唇面预备后，进行牙本质颜色比选（**图 1-4-21**），完成预备牙的分层比色。戴入临时贴面修复体后，再次与患者沟通美学修复效果，进一步通过暗示与脱敏减轻患者对牙齿美观的忧虑程度（**图 1-4-22**）。

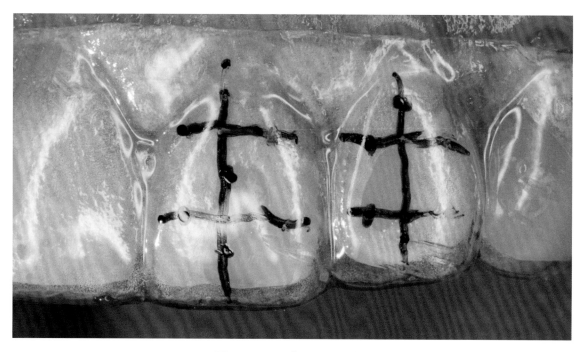

图 1-4-19　压膜透明定深导板

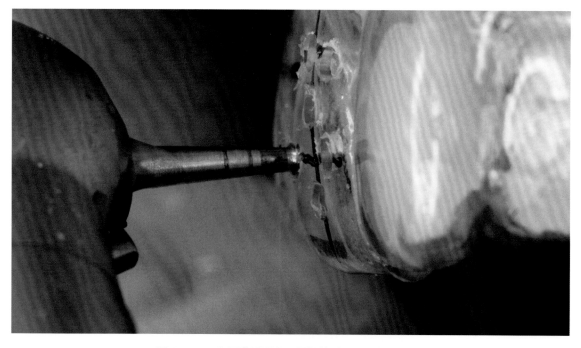

图 1-4-20　在压膜透明定深导板的引导下制备定深孔

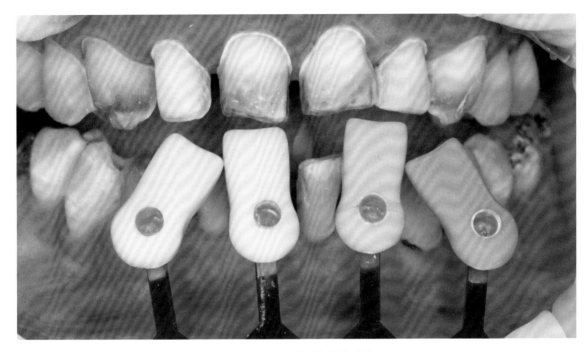

图 1-4-21　牙本质颜色的比选

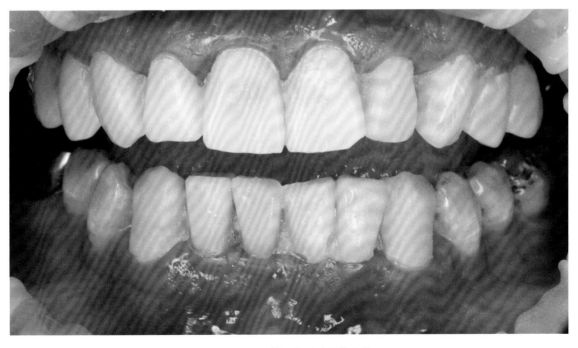

图 1-4-22　戴入临时贴面修复体

　　修复体制作完成后在口内试戴，患者对美学修复效果满意后，使用橡皮障隔离基牙（图1-4-23），完成修复体的粘接（图1-4-24）。本病例通过瓷贴面修复的精准定深与控厚，满足了该患者舞台妆的美学要求（图1-4-25，图1-4-26）。

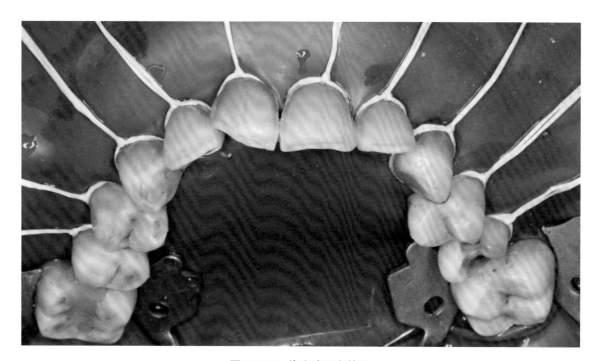

图 1-4-23　橡皮障隔离基牙

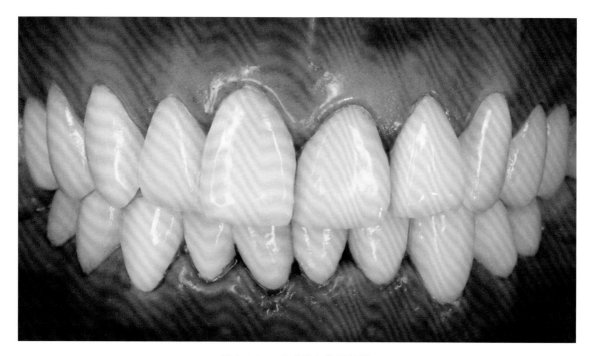

图 1-4-24　完成修复体的粘接

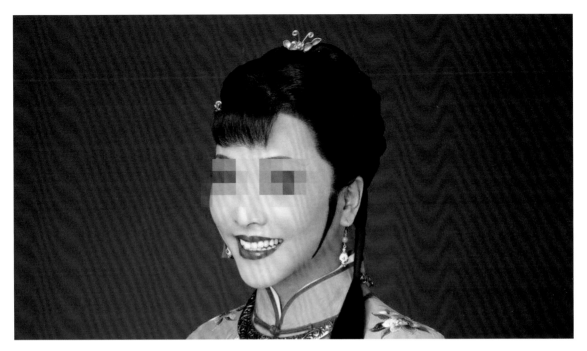

图 1-4-25　舞台妆的美容效果

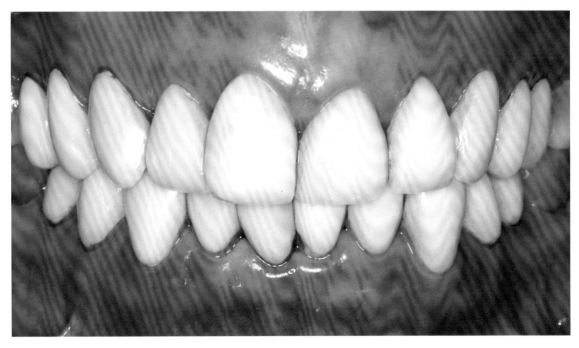

图 1-4-26　贴面修复后 5 年复诊口内咬合照

（于海洋　高　静）

# 参 考 文 献

1. 于海洋. 美学修复的临床分析设计与实施. 北京：人民卫生出版社，2014.

2. ALENEZI A，ALSWEED M，ALSIDRANI S，et al. Long-term survival and complication rates of porcelain laminate veneers in clinical studies：A systematic review. J Clin Med，2021，10（5）：1074.

3. 于海洋. 关于牙体预备里的数字追问——从目测经验类比到数字引导. 华西口腔医学杂志，2021，39（1）：9-19.

4. 赵铱民. 口腔修复学. 8 版. 北京：人民卫生出版社，2020.

5. MCLAREN E A，WHITEMAN Y Y. Ceramics：rationale for material selection. Compend Contin Educ Dent，2010，31（9）：666-668.

6. ZHU J K，GAO J，JIA L M，et al. Shear bond strength of ceramic laminate veneers to finishing surfaces with different percentages of preserved enamel under a digital guided method. BMC Oral Health，2022，22（1）：3.

7. 谭建国. 牙体缺损微创修复的贴面类型和应用. 中华口腔医学杂志，2020，55（07）：515-518.

8. 于海洋，岳莉，刘伟才，等. 瓷美学修复中预备体边缘与修复体边缘的专家共识. 华西口腔医学杂志，2022，40（2）：123-133.

9. 于海洋，赵俊颐，孙蔓琳. 基于审美分析的口腔美容修复分类诊疗方案（一）：基本概念、决策树及临床路径. 华西口腔医学杂志，2024，42（1）：19-27.

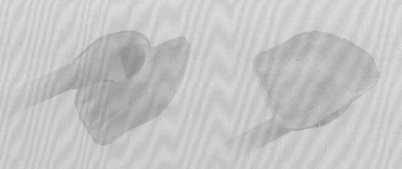

第二章

美学区贴面修复体的控厚

　　微创超薄瓷贴面修复已成为前牙美学修复的专业与社会舆论关注的热点，受到不少爱美人士及患者的热捧。与此相呼应，口腔修复专业领域也在"无法无创时尽量微创"及"最小医源性损伤"等医学伦理理念的指导下推出了更多的微创修复方案，也使得本书探讨的美学区贴面修复体的厚度设计、牙体预备量设计绝对数值越来越小。

　　但是遗憾的是，贴面修复作为各种品牌宣传的热点，常见如"超薄微创贴面""极薄微创贴面"等宣传热词的学术知识背后却对应了一个广泛流传的学术逻辑谬误：贴面修复体的薄，并不一定对应牙体预备量的少。而极致的无预备贴面，对应的是无创修复，也不是微创修复；而进一步，无创修复、微创修复，也不一定对应的是超薄、极薄的贴面修复体！二者并不一定是正相关。这几点关于修复体厚薄、预备量多少的观点一定要厘清。

　　从临床现状看，尽管微创甚至无创的想法很好，但是在当前临床实践中，不少病例还是需要牙体预备的，而目前的贴面牙体预备实际上普遍缺乏可靠、精准的引导，也无共识性精准的预备量的核查校对等临床措施，导致不少目标牙的预备量控制困难、不准，不少病例获得的预备结果也并非微创，其正式的美学区贴面修复体大多都是1mm左右甚至"过厚"而非超薄的修复体，这些号称是"微创修复""超薄贴面修复体"的，其正式修复后其主体部分的实际厚度为何是1mm左右？为何未达到其广告声称的0.2～0.3mm？本章将回答这些现状的产生原因，也将详细探究各种控厚的手段效能到底如何、如何能运用好等问题。

　　既然厚度是关注点，我们推荐以正式贴面修复体的非边缘区的主体厚度作为分类依据，将贴面分为超厚贴面（厚度大于1mm）、常规厚度贴面（厚度范围为0.5～1mm）、超薄贴面（厚度范围为0.3～0.5mm）、极薄贴面（最大厚度小于0.3mm）及不均匀厚度贴面（最大厚度减去最小厚度大于0.5mm）等五种，具体的厚度设计依据见下面的解读。

　　为了进一步做好贴面修复，本章首先从美学区贴面修复材料本身所需的最小厚度入手，结合贴面修复体的无限光学厚度、实测厚度的方案与控制检验等，通过数字精密逻辑演绎来分析突破美学区贴面修复体的控厚难题。

# 第一节

# 美学区贴面修复材料的最小厚度

常用美学区贴面修复的材料主要包括长石质陶瓷、玻璃陶瓷、氧化锆陶瓷等陶瓷材料及复合树脂、树脂陶瓷复合材料等树脂材料，不同修复材料使用不同制造工艺加工时贴面的最小厚度要求不尽相同，修复体的厚度须满足修复材料在特定工艺制造时所需的最小厚度要求，这是修复材料选择的重要依据之一。

## 一、长石质陶瓷类材料

长石质陶瓷具有接近天然牙齿的美学效果和磨耗度，但长石质陶瓷的机械性能在备选的陶瓷牙科材料中是最弱的。正因为这个原因，为了获得足够的机械强度来支撑修复疗效，推荐长石质陶瓷贴面的唇面最小厚度为 0.5～0.7mm，切端最小厚度须达到 1.0～1.5mm（**图 2-1-1**）。长石质类瓷贴面通常采用耐火代型技术，以粉浆涂塑分层堆砌的瓷层烧结而成，其边缘的最小厚度可达 0.5mm 以内。

随着数字技术的进步，采用数控切削等静压成形的长石质陶瓷预成瓷块来加工贴面，也日益普及。同等厚度情况下，其机械力学表现要优于粉浆涂塑工艺制作的贴面。但贴面的超薄厚度设计受数控切削条件限制比较大，常常还达不到粉浆涂塑工艺能够获得的最小尺寸水平；而当表面有锐角、边缘菲薄等预备体轮廓外形特征时，为了避免加工件破损，完成切削时会出现外形补偿，除导致局部加厚外，最终也可能影响修复体内表面的贴合度、边缘封闭等，极易产生相应的并发症。

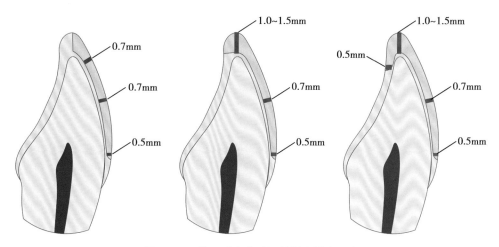

图 2-1-1　长石质陶瓷贴面的最小厚度要求

综上所述，目前数字化切削还无法直接达到经典瓷粉浆涂塑的最小厚度 0.2～0.3mm，而极薄陶瓷贴面未来可以通过三维打印的方式实现。因此，临床上在具体运用选择修复材料时，要重视不同修复材料的厚度需求特点，以匹配其适用范围。

## 二、玻璃陶瓷类材料

玻璃陶瓷具有良好的美学性能，与长石质瓷贴面相比，玻璃陶瓷贴面具有良好的抗折强度、抗弯曲强度等机械性能。压铸玻璃陶瓷贴面的唇面与边缘的最小厚度可达 0.3～0.4mm，切端最小厚度要求为 1.0mm；而数字化切削制作玻璃陶瓷贴面的轴面最小厚度要求为 0.5～0.6mm，切端最小厚度要求为 1.0mm（图 2-1-2）；未来三维打印的玻璃陶瓷，可能实现厚度更薄、形态更复杂的贴面的制造。因此，不宜在正式修复中使用低于产品本身厂家限定的更薄的厚度设计，以避免修复后产生相应的机械力学等并发症。

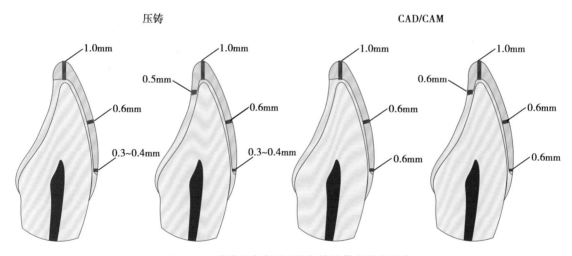

图 2-1-2　玻璃陶瓷类贴面修复体的最小厚度要求

## 三、氧化锆陶瓷类材料

氧化锆陶瓷因其特有的相变增韧效应具有良好的机械性能，但受美学及粘接性能的影响，氧化锆类瓷贴面的应用受到限制。虽然氧化锆的机械强度优越，但受数控切削等影响，目前氧化锆贴面的最小厚度要求为 0.5～0.6mm。再加之与经典的玻璃陶瓷相比其粘接效果不太理想，临床应用也还缺乏长期正面资料支持，因此在临床比选不同贴面修复方式时，当固位力存疑，宜谨慎采用。

另外，随着未来牙科陶瓷三维打印技术的成熟，比如氧化锆喷墨工艺，氧化锆陶瓷在超薄极薄贴面修复中的运用评价可能会更正面、更有前景。

## 四、复合陶瓷材料

树脂-陶瓷复合材料有较好的耐磨性与韧性,弹性瓷贴面的边缘完整性较好,由于其韧性提升,其数控切削的最小厚度要求可实现 0.2mm 的超薄设计(图 2-1-3)。但仅有的少量文献显示其临床运用效能评价有一定的离散度,还需要更长期的临床观察,临床运用时宜把握好其适应证。

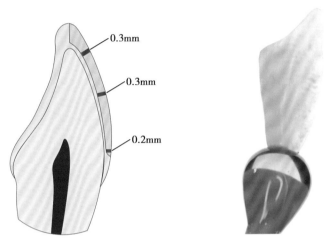

图 2-1-3　弹性瓷贴面的最小厚度要求

# 第二节

# 美学区贴面的无限光学厚度

正确设计正式修复体的厚度时,除了考虑修复材料的最小厚度要求外,修复体的遮色性能也是重要的影响因素。

一般来讲修复体的厚度越大,其遮色性能越好。而修复体的材料选择及不同的厚度设计均会直接影响正式修复体的遮色性能,进而影响修复体的颜色效果。

## 一、无限光学厚度的概念内涵

无限光学厚度(infinity optical thickness)是指能完全遮盖住吸收率为 99.9% 黑色底色的修复材料厚度,表示底色不影响树脂本色的最小厚度( **图 2-2-1** )。图中显示:当半透明的修复材料(以 Vita Vitablocs T A1 为例)达到一定厚度时,即使再增加厚度,背景色也不能改变修复体的颜色。修复材料的无限光学厚度代表其遮色性能,也是其再现天然牙颜色修复重建时所需的重要特性之一。

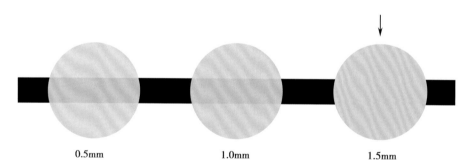

0.5mm        1.0mm        1.5mm

图 2-2-1 无限光学厚度时背景色不能改变修复体颜色( Vita Vitablocs T A1 )

## 二、不同修复材料的无限光学厚度值

不同修复材料的无限光学厚度不同。复合树脂材料的无限光学厚度为 2.77～3.99mm。不同填料树脂的无限光学厚度不同,其中超微填料树脂无限光学厚度较厚。热压铸玻璃陶瓷材料的无限光学厚度为 2.966～3.485mm。相同厚度条件下,同色系玻璃陶瓷色号从小到大,无限光学厚度呈依次减低趋势,遮色能力逐渐增强( **表 2-2-1** )。

表 2-2-1　不同色系热压铸玻璃陶瓷的无限光学厚度

| 玻璃陶瓷色系 | 无限光学厚度 /mm |
| --- | --- |
| B 色系 | 3.046～3.692 |
| C 色系 | 2.680～2.799 |
| D 色系 | 2.429～2.766 |

　　修复材料的无限光学厚度影响修复体的遮色性能。相同色号的条件下,随着厚度增加,色差值减小,遮色能力增强。有文献以 Vita 1M1 长石质陶瓷贴面为例,发现在其研究条件下,修复体的厚度越大,修复体的遮色效果越来越明显,从 0.5mm、0.8mm、1.0mm 逐渐遮蔽背景黑色线条,当增大到 1.3mm 时贴面的遮色效果基本上达到了可以遮蔽其背景黑线(图 2-2-2)。当然要想完全遮蔽背景黑线,贴面的厚度就要达到无限光学厚度才行,具体数值建议参见表 2-2-1,使用时要注意这些数值要求产生的条件是否与临床情况一致或匹配,不要机械运用这些数值要求建议。

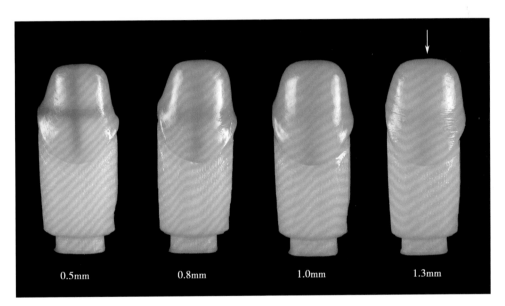

图 2-2-2　不同厚度长石质陶瓷修复体的遮色效果(以 Vita 为例)

# 第三节
# 贴面修复体的设计厚度

随着修复材料综合性能的进步和各种微创技术的普及应用，贴面修复体的设计厚度呈逐渐减小趋势，小于1mm的瓷贴面厚度设计已成主流。贴面修复的厚度要求受修复体材料、基牙及患者的美学需求等共同影响，与包括修复材料的机械性能、修复体的制作方式以及基牙颜色与预备体的层次颜色等因素高度相关。

## 一、轴面的厚度

虽然贴面修复体越厚，其分层设计越容易，最终的美容整体效果往往更好，但是，更大的目标修复空间需求，可能意味着更多的基牙预备量。因此，本着"最小医源性损伤"的原则，以及牙釉质保存的临床法则，贴面修复体轴面的设计厚度宜以选用的修复材料本身所需的最小厚度要求为最低下限，以该类材料对应的无限光学厚度为最高上限，统筹考虑修复材料的最小厚度要求、修复体的制作方式、基牙的颜色及基牙的牙釉质厚度等进行综合设计（图2-3-1），尽力减少预备量，尽可能多地保存健康牙体组织。

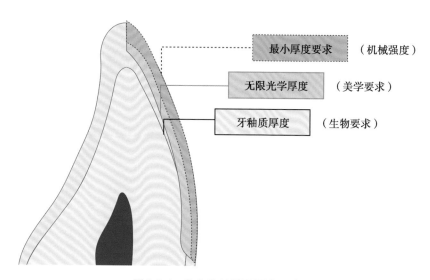

图2-3-1　修复体的轴面厚度设计

而不同材料及制作方式的贴面修复体，其轴面所需的最小厚度要求是不同的。由于不同厚度修复体的遮色能力不同，基牙颜色异常的病例需要修复前进行漂白等前期改基色处理来让背景基色正常或接近正常。而当无法漂白或漂白效果不理想时，增加贴面的厚度或者改为全冠修复以达到遮色的效果就是一个常用选项了。

　　另外，对于较严重的变色牙，还可以使用饰面瓷＋基底的分层贴面修复体进行遮色设计，其轴面的厚度达 1.0～1.5mm。不同牙位不同部位的牙釉质厚度不同，修复体轴面的厚度须使牙体预备控制在牙釉质厚度范围内。

## 二、殆面的厚度

　　根据贴面跟目标牙切缘的空间位置关系，前牙贴面修复体的切缘设计主要包括开窗型、对接型、包绕型及扩展型等四种类型（**图 2-3-2**）。开窗型贴面仅覆盖唇侧，不覆盖牙齿的切端。根据现有文献报道，对接型贴面的切端需要 1～1.5mm 的厚度设计。包绕型贴面的切端是在 1～1.5mm 的切端厚度的基础上，覆盖至切端的舌腭侧。后牙殆贴面因需要承担咬合力，其厚度设计主要考虑修复体的厚度不小于材料的最小厚度要求，以保证正式贴面修复体获得足够的抗力型及机械强度。

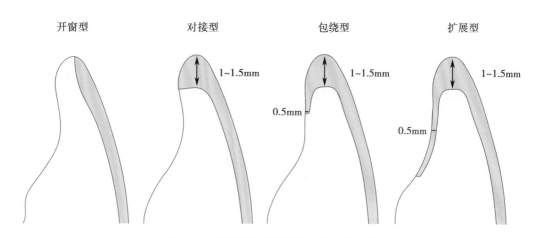

图 2-3-2　前牙贴面修复体的四型切缘设计

## 三、边缘的厚度

　　贴面的修复体边缘是覆盖在预备体上贴面修复体的最外侧边界区域，包括修复体内边缘、修复体外边缘及修复体完成线。修复体边缘的厚度，即修复体边缘宽度，是指修复体完成线垂直方向上预设边缘宽度值处修复体内边缘与外边缘之间的距离（**图 2-3-3**）。

　　临床工作中，当采用 0.3mm（或 0.5mm 或 0.7mm）、135°浅凹形边缘设计时，可认为目标牙预备后边缘宽度即为制备车针直径的一半，其核查的位置即为 0.3mm（或 0.5mm 或 0.7mm）处，实测数值为 0.3mm（或 0.5mm 或 0.7mm）。具体命名方式要求等内容见第一章第四节的内容。

　　而义齿加工企业或制作室等，也要根据临床设计与结果，做好边缘宽度的实测实量，精准控制好贴面修复体的边缘厚度，误差不能过大，否则须返工重做。

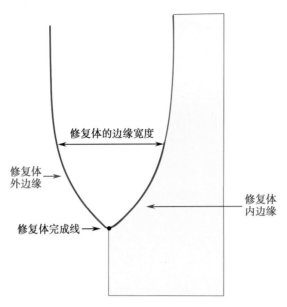

图 2-3-3　修复体的边缘宽度

　　修复体边缘的厚度是由所选择的修复材料所需的最小厚度和预备体边缘的设计厚度共同影响，因此比选设计贴面边缘的厚度时，须综合考虑修复的材料与牙体预备量后，再进行目标修复空间（TRS）的统筹分析与设计。

# 第四节

# 贴面修复体的实际厚度

贴面修复体的厚度设计必须在修复前分析设计阶段完成，而修复体的实际厚度核查校对是在修复体的加工制作阶段进行，主要工作内容是对正式贴面修复体的最终厚度进行测量核查校对。技师应及时进行纠偏的整改，控制好正式贴面的厚度，兑现贴面修复的目标设计厚度。

## 一、轴面的厚度

在预备体模型上设计制作贴面修复体，需依据最开始医、患、技三方确认好的目标蜡型轮廓，才能进行正式贴面修复体唇面轮廓的设计（**图 2-4-1 ~ 图 2-4-3**）。因此逻辑上，贴面修复体唇面的实际厚度范围受诊断蜡型厚度和预备体厚度等协同耦合作用的影响。

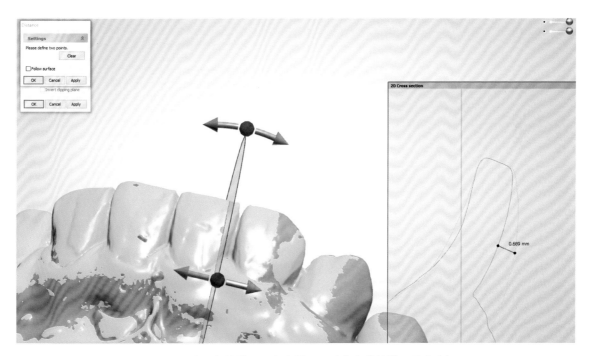

图 2-4-1　在预备体模型上参考蜡型设计修复体的轴面厚度分析

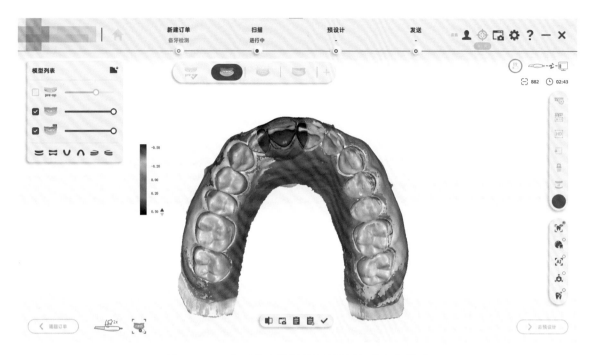

图 2-4-2　口扫系统内拟合预备体模型与数字化蜡型

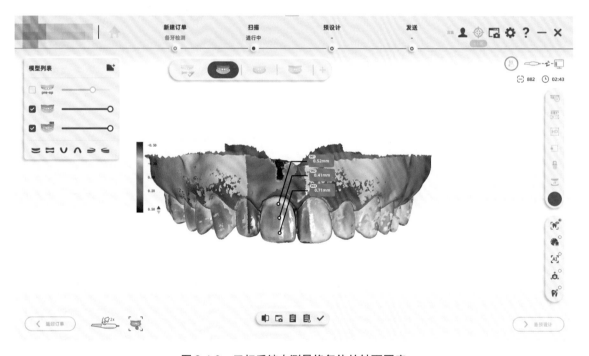

图 2-4-3　口扫系统内测量修复体的轴面厚度

## 二、𬌗面的厚度

从目标牙切缘轮廓外形来看，开窗型贴面的修复体仅覆盖基牙的唇面，而对接型及包绕型贴面的修复体覆盖了基牙的切端，贴面修复体切缘部分往往会参与患者的前伸、发音等功能运动。

因此,修复体的实际厚度不仅受蜡型厚度和预备体厚度的影响,还要采用下颌功能运动描记、上
𬌗架、发音等进行综合分析,并根据各种功能设计目标进行最后的调整完善,以免在贴面修复体
切端或舌侧上形成前伸、侧向等咀嚼功能运动的𬌗干扰点(图2-4-4)或者影响患者的正常发音
等。而𬌗干扰等处理不当时易在切缘位置产生咬合时的早接触点,极易诱发中后期瓷贴面切缘
区的崩瓷裂瓷、树脂贴面的脆裂以及整个贴面的脱粘接等并发症的发生。

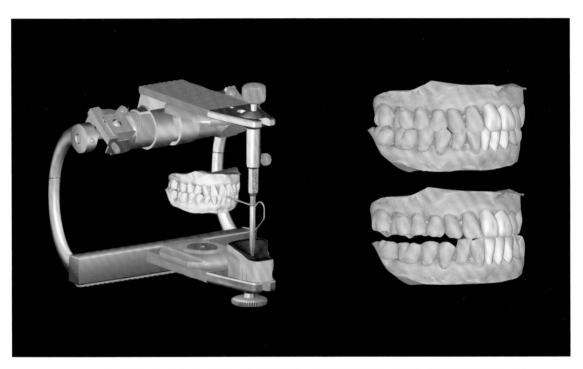

图2-4-4　根据虚拟或实体𬌗架进行咬合功能模拟,设计调整比选正式修复体的𬌗面厚度及形态

## 三、边缘的厚度

　　贴面修复体边缘的实际厚度受预备体边缘宽度、修复材料和加工方式的影响。贴面修复体
的边缘是基于预备体边缘进行设计加工,因当前数字化切削的最小边缘厚度要求为0.5mm,若贴
面修复体需要小于0.5mm的边缘厚度,目前常常还需要技师进行手工调磨才能实现。

　　为了达到良好的边缘封闭,修复体完成线要求与预备体完成线匹配通洽。就牙体颈部边缘
来看:若修复体边缘宽度小于预备体边缘宽度,则修复体完成线在预备体完成线内侧,修复体边
缘没有完整覆盖预备体边缘,预备体的部分边缘暴露,容易产生过敏或龋坏(图2-4-5);若修复
体边缘宽度大于预备体边缘宽度,则修复体完成线在预备体完成线外侧,修复体边缘出现悬突
(图2-4-6),容易产生牙周并发症。

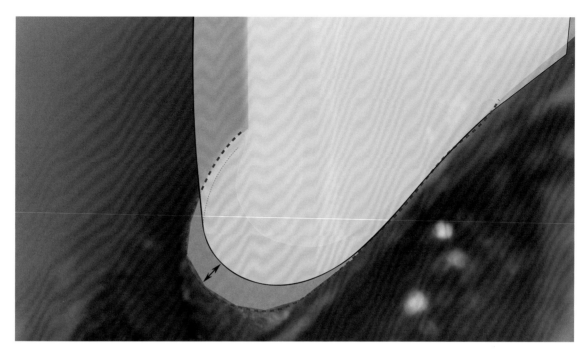

图 2-4-5　修复体边缘宽度小于预备体边缘宽度,可造成预备体的部分边缘暴露,易产生过敏、龋坏等并发症

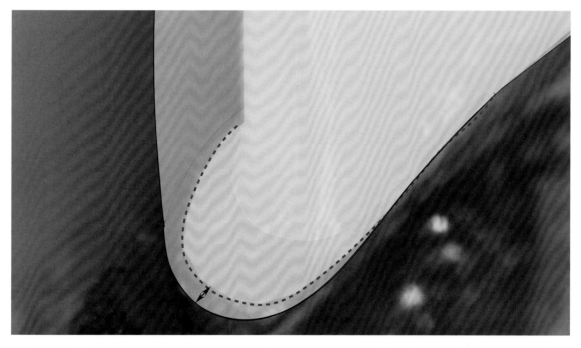

图 2-4-6　修复体边缘宽度大于预备体边缘宽度,修复体边缘出现悬突,易产生牙龈炎、牙周炎等并发症

　　修复体边缘与预备体边缘是否能够匹配自洽,对于正式贴面修复体的远期效果均会产生很大影响,而边缘技术确实是当前精准贴面修复的技术难点。除牙体颈部边缘外,在其他位置的边缘也要注意与牙体轮廓的自然移行,否则容易影响整体美观效果,位于隐蔽邻面区的不自洽边缘位置,也容易产生菌斑堆积,甚至出现龋坏等并发症。

## 第五节

## 修复体的厚度实测方案

### 一、全程数字化制作流程中的厚度实测方案

全程数字化制作流程是使用计算机辅助设计（computer-aided design，CAD）软件进行修复体的设计，然后将数字化设计的修复体发送到切削设备进行修复体的制作。在切削设备设置的软件中，可进行程序设置对切削过程中修复体的厚度进行实时校准（图2-5-1，图2-5-2）。

### 二、半程数字化制作流程中的厚度实测方案

半程全数字化制作流程是先利用计算机辅助设计与计算机辅助加工技术（computer-aided design and computer aided manufacturing，CAD/CAM）制作基底冠，然后使用手工技术在基底冠表面制作饰面瓷，最终制作完成基底瓷＋饰面瓷贴面修复体。在CAD/CAM制作过程中，可通过程序设置进行修复体厚度的实时校准。在手工制作过程中，可以利用硅橡胶导板指示目标修复空间轮廓，使用测量杆测量修复体表面与导板内表面距离获得测量厚度，将设计厚度减去测量厚度即可测量修复体的厚度（图2-5-3）。

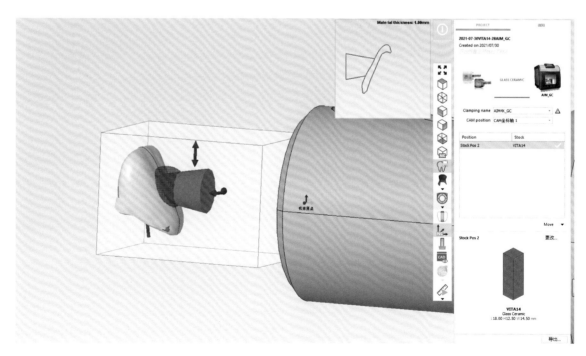

图 2-5-1　切削程序的二维截图显示修复体厚度

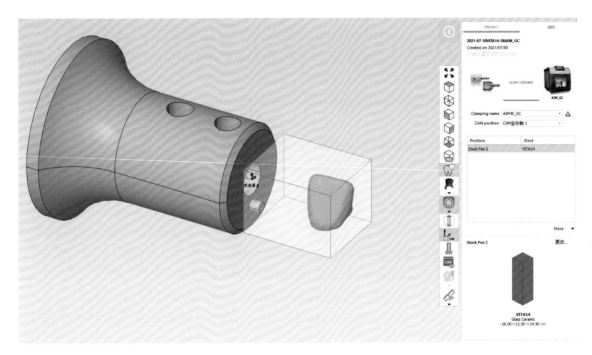

图 2-5-2　切削程序实时校准修复体厚度

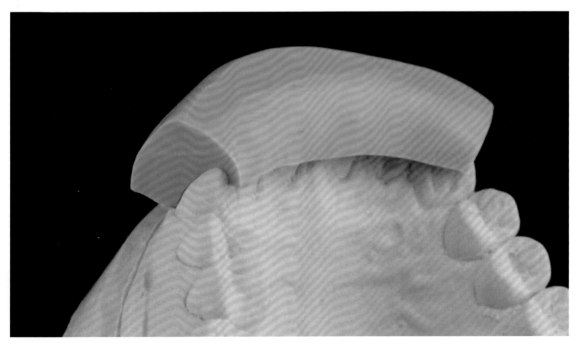

图 2-5-3　蜡型上制作硅橡胶导板

## 第六节
## 修复体厚度的精度控制与检测

### 一、目测法

目测法是技师使用目测根据经验评估贴面修复体的厚度。根据视觉尺度的不同,可分为裸眼目测法、放大镜下目测法及显微镜下目测法等三种。目测法缺乏明确的测量起止点及测量工具,厚度控制与检测的精度依赖于技师的经验。而牙科放大镜及技工显微镜提供清晰的放大视野,通过长期反复比对积累经验后,更有利于提高目测评估修复体厚度的精度( 图 2-6-1 )。

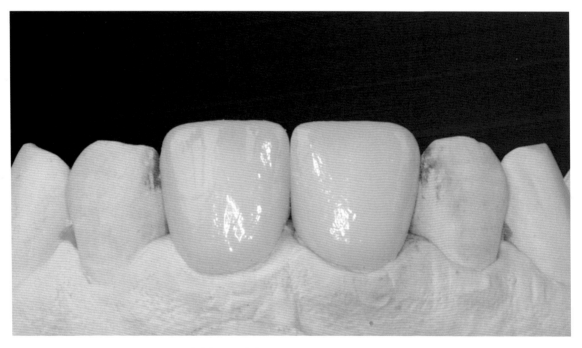

图 2-6-1　放大视野下根据视觉经验目测评估贴面修复体的厚度

总体上看,目测法高度依赖视觉经验,其测量的准确度、精度不高,重复性不高,常见于临床操作过程,完全不适合贴面修复体制作过程中的控厚。

### 二、卡尺测量法

卡尺测量法是技师使用专用卡尺测量贴面修复体的厚度( 图 2-6-2 )。卡尺测量法有明确的测量起止点和测量工具,其精度主要受卡尺最小刻度的影响,平时要注意保持卡尺的完好状态,并定期进行校准。

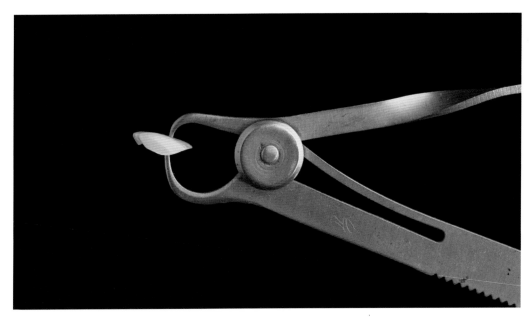

图 2-6-2　使用专用卡尺测量贴面修复体的厚度

卡尺测量法是目前对贴面类修复体产品进行实测实量的主要方法，准确度和精度好。

## 三、硅橡胶导板测量法

硅橡胶导板测量法是在蜡型上制作硅橡胶导板，以使用硅橡胶导板指示目标修复空间轮廓。当修复体的轮廓达到硅橡胶导板内表面，修复体的厚度即达到理想厚度（图 2-6-3）。硅橡胶导板测量法有明确的测量起止点和测量工具，其测量精度主要受硅橡胶导板的测量面位置、导板的形变率和测量工具的最小刻度大小的影响。

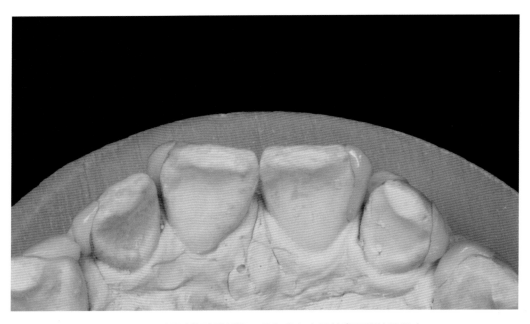

图 2-6-3　利用硅橡胶导板指示目标修复空间轮廓匹配接近程度

硅橡胶导板测量法包含了目测和实测的内容,可用于临床和制作室里。但其制作复杂、费时,测量区也仅限于切割断面局部,无法做到测量点的全覆盖,易产生以偏概全的谬误。另外,导板本身就有明显的弹性变形,具体临床应用时变形量无法准确评估,使得其最终的正确度和精度一般。

## 四、数字化测量法

数字化测量法( 图2-6-4 )是将修复体完全稳定就位于牙列模型上,使用牙科模型扫描仪扫描稳定良好就位修复体的模型,获得数字化代修复体模型;在三维软件中,将数字化预备体的模型和数字化代修复体的模型拟合;使用横截面工具显示截面上的修复体轮廓与预备体轮廓,使用测量工具可以测量修复体的厚度( 图2-6-5 ~ 图2-6-7 )。

数值测量法具有高效便捷、非接触无损伤,以及易于从设计到临床实施进行前后一致的全程一体化精准控制等优势,随着控制精度的提升,将是未来的主要预备量控制手段。

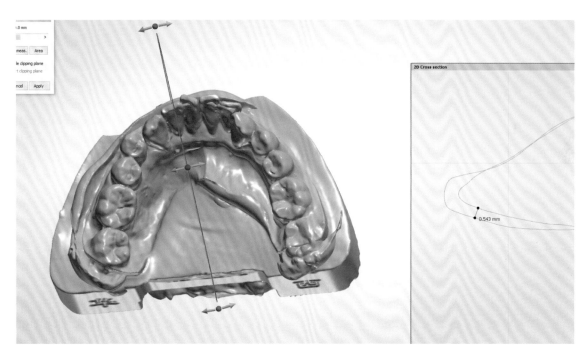

图 2-6-4　修复体厚度的数字化测量法

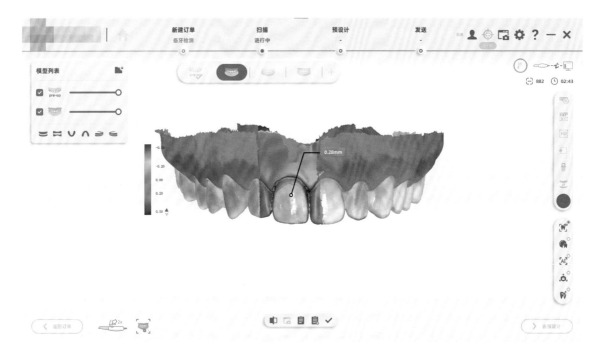

图 2-6-5    口扫系统的实测功能显示唇面测量点已有空间的厚度

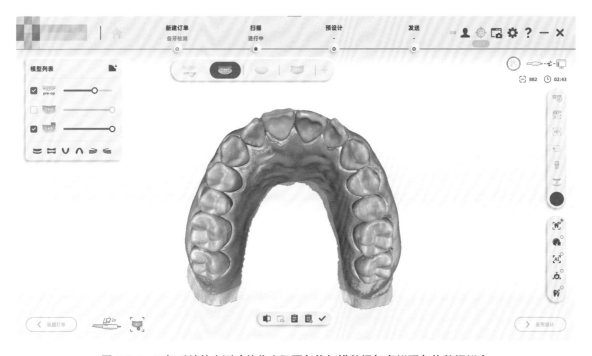

图 2-6-6    口扫系统的实测功能将实际预备体扫描数据与虚拟预备体数据拟合

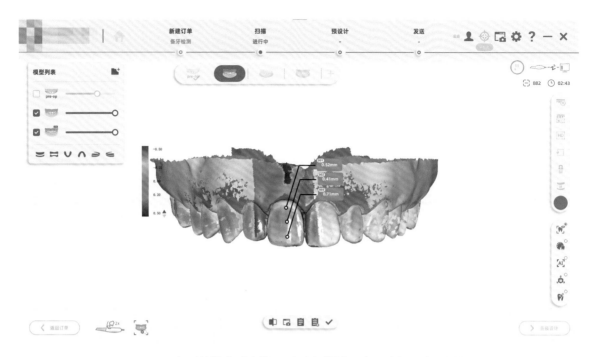

图2-6-7　口扫系统的实测功能显示唇侧测量点预备深度与设计深度的差值

（于海洋　高　静）

# 参 考 文 献

1. 于海洋. 口腔固定修复学. 北京：人民卫生出版社，2016.

2. NANTAWAN K，MARINA R K，DO K K，et al. New multi-layered zirconias: Composition，microstructure and translucency. Dent Mater，2019，35: 797-806.

3. 于海洋. 关于牙体预备里的数字追问：从目测经验类比到数字引导. 华西口腔医学杂志，2021，39（1）: 9-19.

4. ARAUJO E，PERDIGAO J. Anterior veneer restorations-an evidence-based minimal-intervention perspective. J Adhes Dent，2021，23（2）: 91-110.

5. RAMOSA N C，BASTOS T M，PAZ I S，et al. Microstructure characterization and SCG of newly engineered dental ceramics. Dent Mater，2016，32（7）: 870-878.

6. 农晨，郑丹丹，孙挺. B、C、D 色系 IPS E.max 牙本质瓷的无限光学厚度研究. 口腔颌面修复学杂志，2015，16（4）: 4.

7. SU Y，XIN M，CHE X，et al. Effect of CAD-CAM ceramic materials on the color match of veneer restorations. J Prosthet Dent，2021，126（2）: 255.e1-255.e7.

8. 于海洋，岳莉，刘伟才，等. 瓷美学修复中预备体边缘与修复体边缘的专家共识. 华西口腔医学杂志，2022，40（2）: 123-133.

9. STAWARCZYK B，KEUL C，EICHBERGER M，et al. Three generations of zirconia: From veneered to monolithic. Part I. Quintessence Int，2017，48（5）: 369-380.

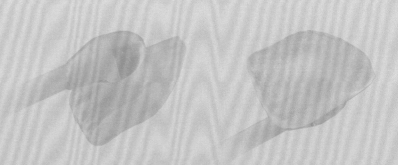

# 第三章

## 目标修复空间 TRS 与现有牙冠空间的空间几何位置关系

# 第一节

# 目标修复空间 TRS 的概念

目标修复空间（target restoration space，TRS）是根据患者主诉和现状，在保证软硬组织健康和生理功能活动正常基础上，在"最小医源性损伤"等理念的指导下，拟定目标修复体及相关部件所需占据的最小合理空间。而现有修复空间（current restoration space，CRS）是指依据 TRS 设计，目标牙冠外已经存在的部分 TRS，这部分已经有的修复空间可能是天然的，也可能是再次修复时已经具备的。在瓷贴面修复中还有一个更重要的具体法则——精准实现牙釉质内预备，最大程度保存牙釉质。为了精准实现牙釉质内预备，可通过虚拟分析设计、实体或虚拟模型推导得出目标修复体的轮廓边界、位置排列及咬合关系等空间信息，得到目标修复空间的几何量数值要求及转移数量关系，从而引导预备体定深和修复体控厚的全过程。

而术前进行详细的 TRS 设计，才能有助于我们实现精准的定深与控厚，真正完成贴面所需的牙釉质内预备。

## 一、贴面修复的 TRS 设计

在贴面修复重建序列过程中，TRS 代表承载目标修复体及其相关部件的三维几何空间的数值要求，也代表几何空间多步转移的过程中相互关联的体积、面积、线段、厚度、深度等的数量关系。从贴面修复的定深与控厚的数量转移关系看，TRS 是指示目标修复空间从目标牙的原始模型，到预备体定深，再到正式修复体控厚的时空演绎关系。

当前在美容修复的分析设计阶段，医、患、技三方往往通过数字虚拟设计或实体诊断蜡型交流，最终获得目标贴面的轮廓外形，医技才能正式确定目标修复空间。基于目标修复空间的轮廓，可以对未来的修复效果进行轮廓外形的预告以及后续的各种功能评估（图 3-1-1）。

## 二、贴面修复的预备量设计

由实体蜡型或数字化蜡型推导得出 TRS 的轮廓外边界范围，据此启动了后续的原始目标牙、预备体及修复体轮廓的空间几何量数值要求及转移数量关系。结合已有的诊断蜡型和 CRS，贴面预备设计需要进一步考虑修复体瓷层厚度、切端预备设计、邻面预备设计、龈端终止线等多种因素。

贴面预备须限制在牙釉质的范围内，将数字化蜡型与原始模型拟合，在横截面可以测量修复的已有空间 CRS（图 3-1-2），修复体瓷层厚度减去已有空间的厚度，获得该位点需要预备的深度。

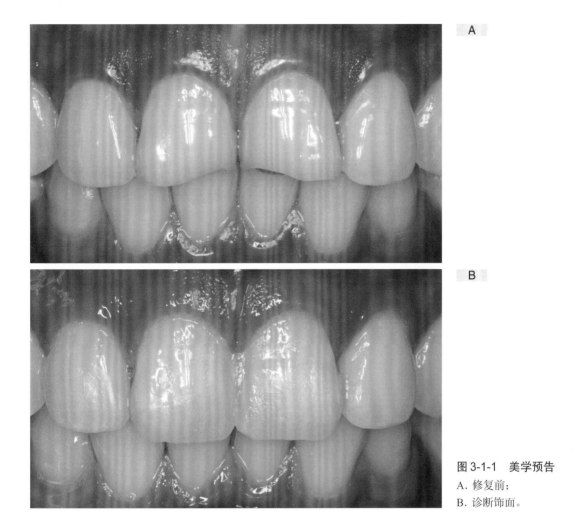

图 3-1-1　美学预告
A. 修复前；
B. 诊断饰面。

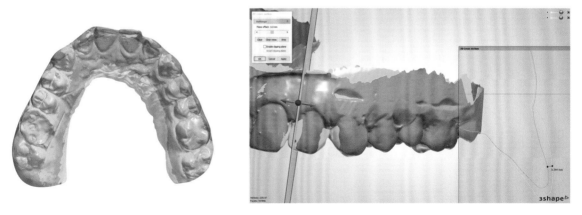

图 3-1-2　数字化蜡型与原始模型拟合，测量已有空间 CRS 厚度

## 第二节

# TRS与现有原始牙冠空间的空间几何位置关系三分类

在贴面修复的治疗过程中，须根据患者的牙体牙髓、牙周的健康状况，以及修复体的材料及制作方式等多个因素，通过美学及功能设计确定目标修复体的形态轮廓、位置排列及咬合关系等空间信息等。贴面修复中，根据贴面修复体所需的目标修复空间与原始牙冠的空间位置关系进行分类，TRS可分成体内目标修复空间（internal target restoration space，ITRS）、体外目标修复空间（external target restoration space，ETRS），以及混合目标修复空间（mixed target restoration space，MTRS）（图3-2-1）。

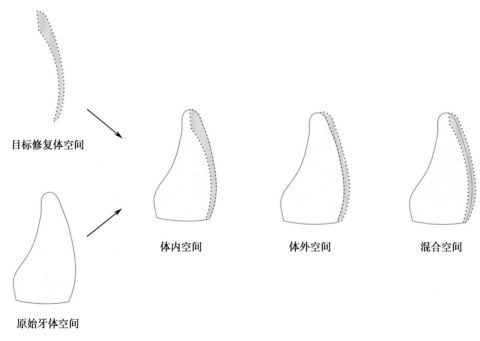

图3-2-1　贴面的目标修复空间的三分类

## 一、ITRS型贴面

ITRS型贴面是指贴面修复体轮廓空间完全位于原始基牙牙冠的轮廓空间范围内部（图3-2-2），常见于仅需复制原有牙体形态或缩小原有牙体形态的病例。ITRS型贴面需要通过一定深度的牙体预备来获得容纳贴面修复体的修复空间，往往是牙体预备量比较大的贴面设计方案，控制不当极易发生相关的并发症。

ITRS型修复常应用于颜色异常的病例，患者对原有牙体形态满意，修复体可复制原有牙体形态。例如，图3-2-3中的病例右上颌前牙颜色异常，该牙牙体的形态正常，在预备前，使用口内扫描仪扫描口内牙列，获得原有牙体的外形轮廓（**图 3-2-4**），通过 TRS 分析，根据修复材料的厚度要求及遮色能力设计预备深度。

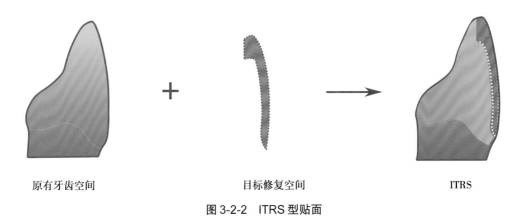

原有牙齿空间　　　　　　　　目标修复空间　　　　　　　　ITRS

图 3-2-2　ITRS 型贴面

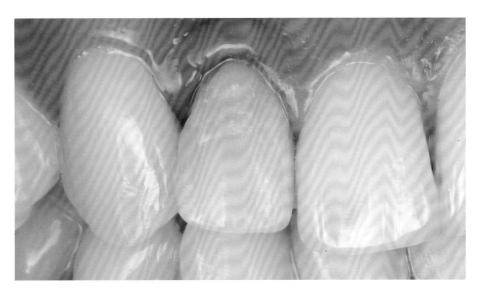

图 3-2-3　右上颌前牙颜色异常，基牙牙体形态正常

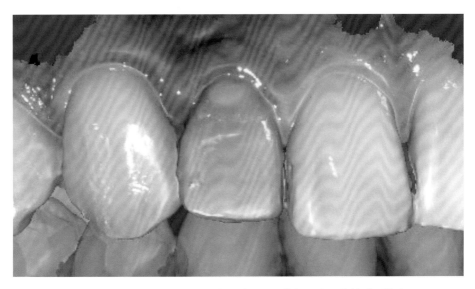

图 3-2-4　使用口内扫描仪扫描口内牙列，获得原有牙体的外形轮廓

在牙体预备过程中,以原有牙体外形为参考,根据预备深度设计在牙面预备定深孔,并在定深孔的引导下完成预备深度的精准定深。牙体预备完成后,使用口内扫描仪扫描口内基牙预备体。将术前获得的基牙模型和预备后的预备体模型拟合,参考原有牙体的外形轮廓设计修复体(图 3-2-5),将修复体模型发送到切削机,切削制作最终修复体(图 3-2-6)。因此,ITRS 型修复可以原有牙体形态轮廓为目标修复空间轮廓,指导预备体的定深与修复体的控厚。

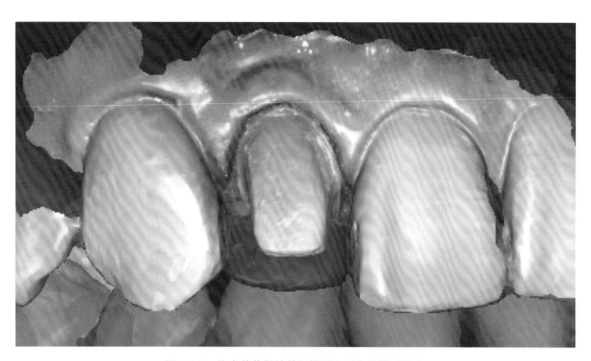

图 3-2-5　将术前获得的基牙模型和预备体模型拟合

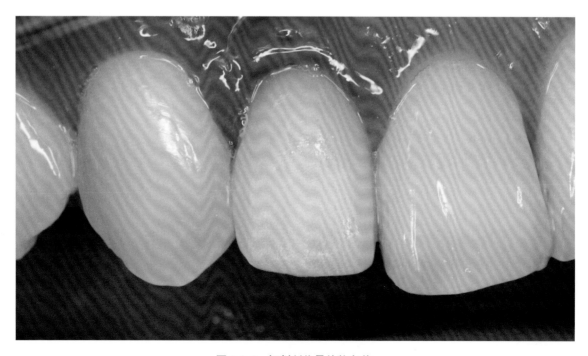

图 3-2-6　切削制作最终修复体

## 二、ETRS 型贴面

ETRS 型贴面是指贴面修复体轮廓空间完全位于原始基牙牙冠轮廓空间的外部（**图 3-2-7**），常见于超薄瓷贴面修复过小牙的牙间隙、不备牙的直接树脂贴面修复等扩大牙体外形的病例。ETRS 型贴面修复体不需要牙体预备来获取更多的修复空间。这种分型对应的是无创修复方式，粘接效果可预期，但临床上比较少见。

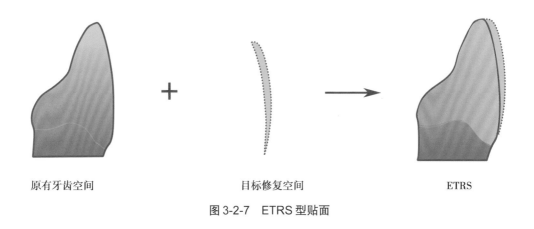

原有牙齿空间　　　　　　　　目标修复空间　　　　　　　　ETRS

图 3-2-7　ETRS 型贴面

ETRS 型修复常应用于散在间隙及过小牙的病例。例如，**图 3-2-8** 中的病例为正畸后上颌前牙存在缝隙，患者希望以微创的修复方式关闭前牙间缝隙。为了尽可能保存牙体组织，医患沟通后选择树脂修复。在预备前根据数字虚拟设计进行诊断蜡型设计，获得目标修复体的轮廓外形（**图 3-2-9**）。在诊断蜡型上，利用蜡型的轮廓设计注射树脂导板（**图 3-2-10**）。因导板的内表面代表修复体的外表面。将流体树脂注入导板的注射孔，可以辅助引导修复体的厚度控制和快速成型（**图 3-2-11**）。

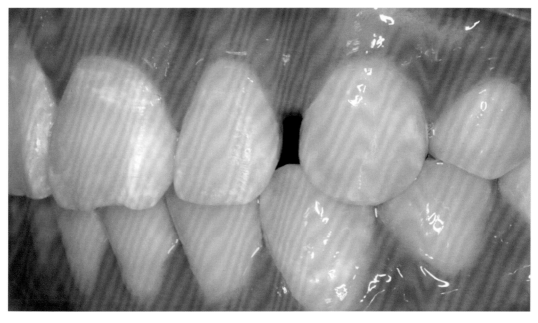

图 3-2-8　正畸后上颌前牙存在缝隙

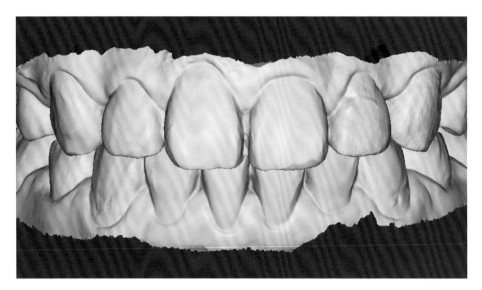

图 3-2-9　诊断蜡型设计，获得目标修复体的轮廓外形

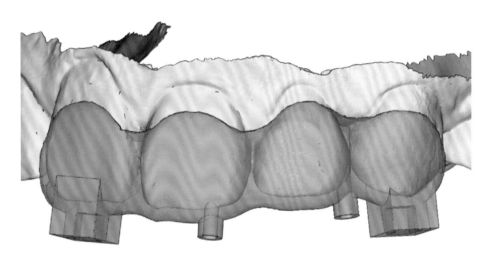

图 3-2-10　在诊断蜡型上设计注射树脂导板

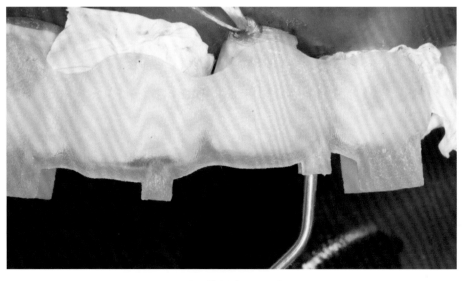

图 3-2-11　将流体树脂注入导板的注射孔

## 三、MTRS 型贴面

MTRS 型贴面是指贴面修复体轮廓空间一部分位于原始基牙牙冠轮廓空间内，另一部分 CRS 位于原始基牙牙冠轮廓空间外（**图 3-2-12**），其中位于原始基牙牙冠内的修复体空间需要通过牙体预备来获得。实际上临床上大部分美学区贴面病例为混合 TRS 型病例。因此，为了实现最小医源性损伤，这也要求我们必须能够分析设计体内部分空间需要量，才能实现最大程度的牙体保存，其临床设计与精准实施也是精准修复的技术关键。

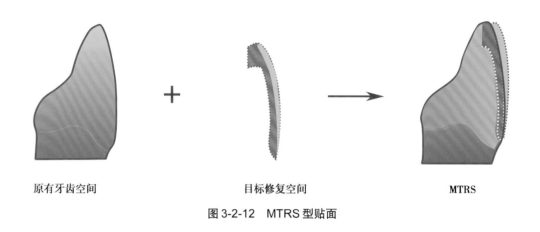

原有牙齿空间　　　　　　　　　目标修复空间　　　　　　　　　MTRS

图 3-2-12　MTRS 型贴面

MTRS 型修复常见于临床上大部分的美学修复病例。例如，**图 3-2-13** 中的病例是氟斑牙导致上颌前牙颜色异常及牙体缺损，选择瓷贴面修复基牙的颜色及形态问题。

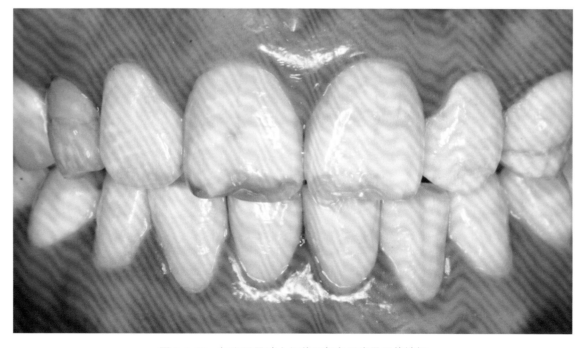

图 3-2-13　氟斑牙导致上颌前牙颜色异常及牙体缺损

在定深设计阶段,在三维牙列及颜面部模型上,通过虚拟分析设计数字化诊断蜡型( 图 3-2-14 ),数字化诊断蜡型的外形轮廓代表目标贴面的轮廓外形,从而确定目标修复空间( 图 3-2-15 )。基于目标修复空间的轮廓,结合现有修复空间(CRS),设计需要的预备深度;根据 TRS 空间分析,设计制作三维打印不等厚定深导板( 图 3-2-16 )。

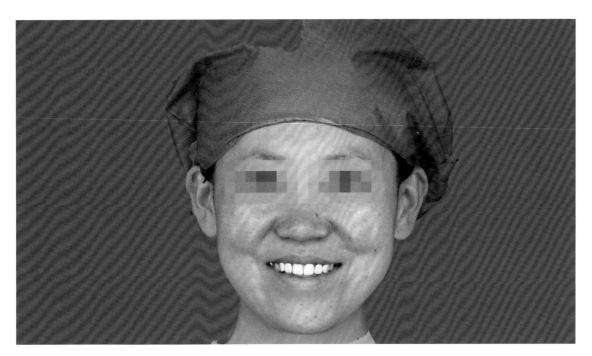

图 3-2-14 在三维牙列及颜面部模型上,通过虚拟分析设计数字化诊断蜡型

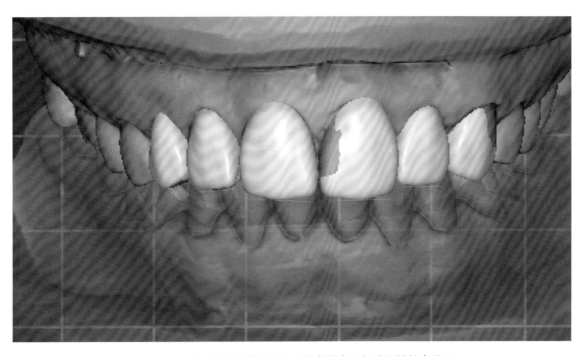

图 3-2-15 数字化诊断蜡型的外形轮廓代表目标贴面的轮廓外形

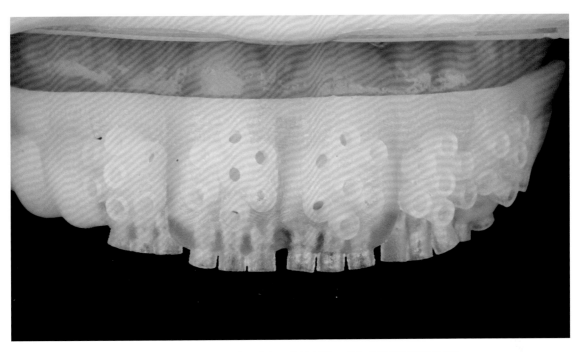

图 3-2-16 根据 TRS 空间分析,设计制作三维打印不等厚定深导板

在预备体定深阶段,使用三维打印不等厚牙体预备定深导板引导定深孔及预备体的深度控制( 图 3-2-17 )。预备完成后,参考诊断蜡型的外形轮廓设计最终修复体( 图 3-2-18 )。

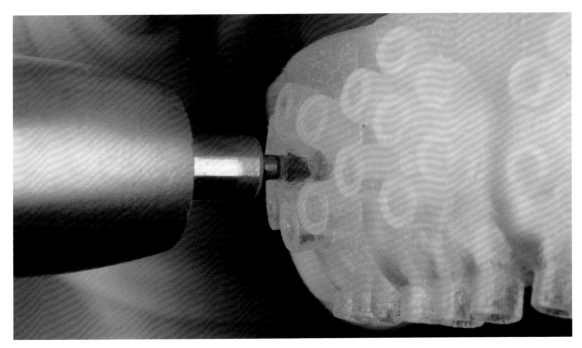

图 3-2-17 使用三维打印不等厚导板引导定深孔及预备体的深度控制

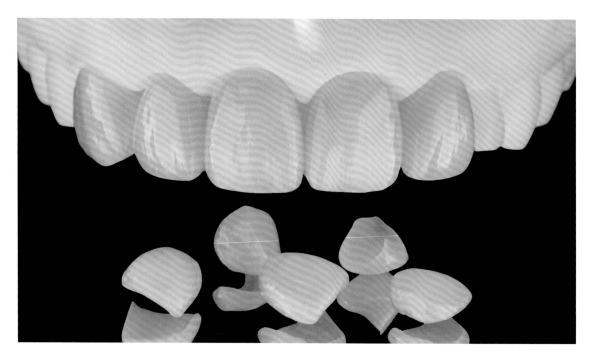

图 3-2-18　参考蜡型设计最终修复体

## 第三节
## 微创与精准的空间含义

美学区贴面修复是一种微创的修复方式,贴面修复中小于1mm的微小预备量设计已成主流,而0.1～0.3mm甚至几十微米预备深度的高精度需求在美学区贴面修复中并不少见,且美学区贴面修复中,牙面上不同部位的预备深度往往设计要求不一致,预备深度常常不是唯一值,而是一个数值范围,因此目标修复空间的量与形控制是美学区贴面修复定深与控厚的核心。

"无法无创时,尽量微创"是医学伦理下医师不可逆操作的内在约定,"微创"是共识性医学理念。现有科普宣传中,美学区贴面修复往往被描述为一种微创的修复方式,然而缺乏空间分析与控制时,美学区贴面修复的预备体可能并不"微创",甚至存在牙体组织的过度磨除;贴面修复体也不一定是超薄(图3-3-1)。因此,贴面修复时注意对预备体进行精准控深、对贴面进行精准控厚十分重要。

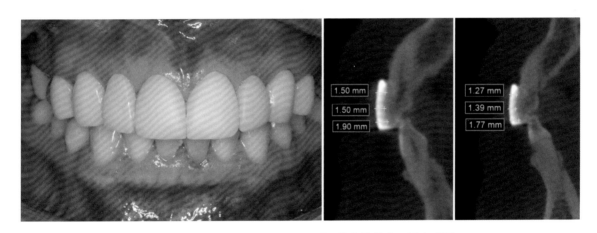

图 3-3-1 缺乏空间分析与控制,贴面修复体的实际厚度过厚

根据前述讨论,我们应该知道,超薄的贴面修复不一定对应微创的牙体预备,而不备牙贴面也不是微创而是无创的修复方案。

只有当TRS分析为体外空间或微小体内空间时,同时实操医生又能精准预备手术,才有可能获得"微创"的结果,真正实现"微创"理念。

"精准"是顺利实现美学区贴面这类高精度预备手术与超薄修复体控厚的内在规定,只有通过各种高精度引导方式引入,真正辅助提升术者手部技能,才能提高术者临床实操的胜任力。只有在"微创"理念下选择正确的修复方案及配套的高精度引导方案提升术中的手部技能,并通过显微技术提升术中的目力,才可能汇聚成"精准"修复技术,真正实现最小医源性损害理念(图3-3-2)。因此,精准诊疗是达到微创的必要条件,精准是微创的基础,微创是精准的内在驱动。

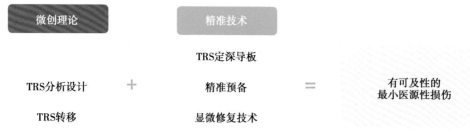

图 3-3-2　最小医源性损害修复方案

当医师实施牙体预备这一不可逆临床操作时，在修复诊疗过程中不做修复前目标修复空间分析，在后续的修复过程不采用高精度引导手段，是很难实现百微米级到几十微米级的手术精度需求的。另外，即便是无预备的贴面修复，制作中控制好修复体的边缘位置、形态以及整体厚度等，也同样是百微米级以下的精度需求。而结合人手部技能的局限，采用各种更高精度的引导方式突破手力、眼力及脑力的极限，才能获得无创、微创的结果。因此，聚焦引导方案的引导式修复学就是当前实现微创或数字化修复的重要现实途径。

为了将美学区贴面目标修复空间的设计蓝图准确转移映射到预备体上，在牙体保存、活髓保护和牙周软硬组织健康等前提下，通过各种方法来引导术中控制牙体预备的量和预备体的形，使牙体预备手术更加精准微创，这些方法方案就是牙体预备的精准引导技术。与此相配合，在制作贴面中同样也要采用更加精准的引导技术，才能提升修复体的加工精度质量，使得贴面修复进入更精、更准的新高度。

（于海洋　高　静）

# 参 考 文 献

1. 于海洋, 李俊颖. 目标修复体空间的内涵、分析设计及临床转移实施. 华西口腔医学杂志, 2015, 33（2）: 111-114.

2. 于海洋, 罗天. 目标修复空间中的数量及数量关系在精准美学修复中的应用. 华西口腔医学杂志, 2016, 34（03）: 223-228.

3. 于海洋. 关于牙体预备里的数字追问: 从目测经验类比到数字引导. 华西口腔医学杂志, 2021, 39（1）: 9-19.

4. COACHMAN C, CALAMITA M A, SESMA N. Dynamic documentation of the smile and the 2D/3D digital smile design process. Int J Periodontics Restorative Dent, 2017, 37（2）: 183-193.

5. DAWSON P E. Functional occlusion: from TMJ to smile design. St. Louis: Elsevier Health Sciences, 2006.

6. ZHU J K, GAO J, JIA L M, et al. Shear bond strength of ceramic laminate veneers to finishing surfaces with different percentages of preserved enamel under a digital guided method. BMC Oral Health, 2022, 22（1）: 3.

7. GAO J, HE J X, FAN L, et al. Accuracy of reduction depths of tooth preparation for porcelain laminate veneers assisted by different tooth preparation guides: an in vitro study. J Prosthodont, 2021, 31（7）: 593-600.

8. 于海洋, 岳莉, 刘伟才, 等. 瓷美学修复中预备体边缘与修复体边缘的专家共识. 华西口腔医学杂志, 2022, 40（2）: 123-133.

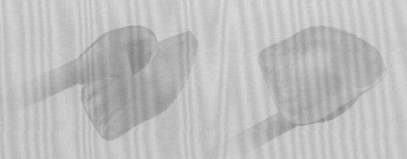

# 第四章

---

## 预备体的定深

---

通常情况下，贴面修复体的固位力主要源自粘接界面获得的粘接力。相比于牙釉质的粘接技术，牙本质粘接的技术不但技术要求更高、实际粘接强度的离散度也不小，因此普遍认为牙本质最终可以提供的粘接强度也会更小。

因此，根据现有文献和循证医学依据，通常建议贴面修复体对应的牙体粘接面（也就是预备体的完成面）宜尽可能多地位于牙釉质内，而预备深度的控制是否理想、是否在预备体完成面上保留了足够的牙釉质，将直接影响美学区贴面修复体的长期、稳定、有效。

当然，具体保存多少牙釉质面积，多少面积是贴面粘接所需的最小极限面积，还应多方面考量，包括现有牙体的质量、咬合功能情况等等，以及更能代表牙釉质保存量的牙釉质／牙本质面积比（釉本比）数量指标的解读，具体详见第一节的讨论。

# 第一节
# 前牙唇面牙釉质的最小厚度与牙釉质内预备

为了实现贴面预备手术完全在目标牙的牙釉质内进行，我们首先必须掌握各牙位的唇面牙釉质的最小厚度，同时还要兼顾注重不同个体、不同牙位间的差异，才能通过做好预备体的定深设计，来实现牙釉质内预备，保存更多的牙釉质。

## 一、前牙唇面牙釉质的最小厚度

前牙唇面的牙釉质厚度是有限的，且牙体组织厚度在不同牙位或同一牙位不同部位上各不相同（**表 4-1-1**），而牙体磨除深度要控制在唇面牙釉质厚度范围内，才能实现牙釉质内预备。因此，本书讨论的主题之一就是如何实现精准预备定深的问题。

表 4-1-1　上颌前牙唇面不同部位的牙釉质平均厚度

| 牙位 | 颈部 /mm | 中部 /mm | 切端 /mm |
|---|---|---|---|
| 上颌中切牙 | 0.3 | 0.5 | 0.7 |
| 上颌侧切牙 | 0.1 | 0.3 | 0.5 |
| 上颌尖牙 | 0.4 | 0.6 | 0.8 |

根据**表 4-1-1** 中的数据，我们推荐在上颌中切牙的唇面牙颈部、牙中部、牙切端范围内，牙体磨除量须分别控制在 0.3mm、0.5mm、0.7mm 以内才能实现牙釉质内预备；而牙体磨除量在上颌侧切牙唇面牙颈部、牙中部、牙切端须分别控制在 0.1mm、0.3mm、0.5mm 以内；牙体磨除量在上颌尖牙唇面牙颈部、牙中部、牙切端须分别控制在 0.4mm、0.6mm、0.8mm 以内。

## 二、美学区贴面修复的预备深度与完成面牙釉质 / 牙本质面积比

（一）不同预备深度预备体完成面的牙釉质 / 牙本质面积比

从几何学角度看，在牙面上的同一空间位点，当贴面预备的深度小于牙釉质的厚度时，完成面上对应点即为牙釉质。然而根据天然牙轮廓的不规则曲面、分层不均匀性等解剖几何特征，以及不同病例的不同特点，如牙齿变色、牙齿扭转等，在牙体预备须适当加深预备深度时，在牙面上部分位点就可能出现牙本质暴露的情况，使得最终预备体的完成面是由牙釉质及牙本质共同组成的。当完成面上牙釉质过少达到一定程度时，就更有可能发生脱粘接等并发症。

这个牙釉质在完成面上的占比一定程度上可以代表美学区贴面修复体发生脱粘接的风险，

因此我们可以用预备体完成面上的牙釉质/牙本质面积比来表征这种影响。而基牙的牙釉质厚度和预备深度直接影响美学区贴面预备体完成面上的牙釉质/牙本质面积比。

有既往研究以不同预备深度行上颌前牙开窗型瓷贴面牙体预备(**表 4-1-2**),结果显示,随着预备深度加深,预备体完成面的釉本比减小(**图 4-1-1**)。根据现有文献资料,我们可以假设釉本比为1:1为可接受的最小极限值(即完成面、粘接面上剩余50%的牙釉质),在上颌中切牙的开窗型贴面修复中,当牙颈部预备深度小于0.5mm、牙中部预备深度小于0.7mm、切端预备深度小于0.9mm时,美学区贴面预备体完成面上的釉本比高于1:1。在上颌侧切牙中,当牙颈部预备深度小于0.3mm、牙中部预备深度小于0.5mm、切端预备深度小于0.7mm时,美学区贴面预备体完成面上的釉本比高于1:1。在上颌尖牙中,当牙颈部预备深度小于0.7mm、牙中部预备深度小于0.9mm、切端预备深度小于1.1mm时,美学区贴面预备体完成面上的釉本比高于1:1。据此说

表 4-1-2   不同牙体预备的深度

| 分组 | 牙颈部/mm | 牙中部/mm | 牙切端/mm |
| --- | --- | --- | --- |
| A | 0.1 | 0.3 | 0.5 |
| B | 0.2 | 0.4 | 0.6 |
| C | 0.3 | 0.5 | 0.7 |
| D | 0.4 | 0.6 | 0.8 |
| E | 0.5 | 0.7 | 0.9 |
| F | 0.6 | 0.8 | 1.0 |
| G | 0.7 | 0.9 | 1.1 |

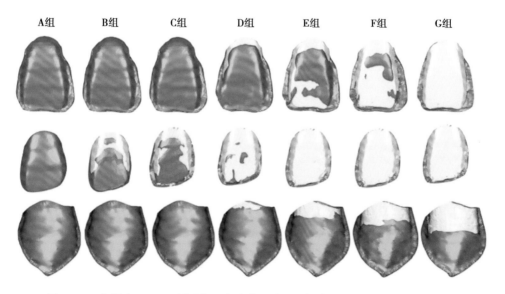

**图 4-1-1   根据表 4-1-2 不同预备深度美学区贴面预备体完成面上釉本比的对比图**
蓝色为牙釉质;黄色为牙本质。

明，在相关牙位的牙面分区上较前述预备深度深，就会使釉本比低于1:1（50%），进而是美学区贴面修复高发脱粘接等并发症。因此，釉本比的设计是美学区贴面修复技术设计和实施阶段的核心指标之一。

从图4-1-1的图示中也可以发现由于前牙的解剖结构特点，使得美学区贴面预备体上牙本质暴露区于颈部及颈三分之一区高发，这也预示着美学区贴面修复技术中颈部边缘预备技术和颈部边缘区的分区粘接技术，将是精准美学区贴面修复技术的关键细分技术，这些内容能否做准做好将直接影响美学区贴面修复的正式修复效果。

（二）完成面釉本比的数值范围与粘接强度的关系

那么，到底釉本比的最小推荐极限值是多少呢？

我们知道，美学区贴面修复主要是使用牙科粘接剂将贴面修复体直接粘接到目标牙的完成面上，影响其粘接强度的因素包括完成面上牙体表面结构是否健康完整、瓷修复体的种类和厚度、粘接剂的种类、目标牙的各种功能和副功能高低等因素。其中，完成面釉本比是影响瓷贴面粘接强度的关键因素。根据文献复习，我们知道与牙釉质的粘接强度相比，牙本质与瓷的粘接强度平均下降了75%。由于牙本质中含有丰富的胶原蛋白等有机物，其无机物含量较低；再加上流体运动、管状结构以及这种结构的变化等，牙本质粘接的长久稳定问题比牙釉质粘接更难解决。

所以，瓷贴面的粘接强度与完成面的釉本比密切相关，完成面牙本质暴露过多常导致贴面修复中修复体脱落。既往不少研究表明：当完成面上牙釉质/牙本质面积比不低于1:1（50%），粘接的剪切强度与完成面全部为牙釉质时粘接的剪切强度差异无统计学意义，有利于维持修复体的长期修复效果。当完成面上牙釉质/牙本质面积比低于1:1时，建议增加固位型或修改修复方式，来维持修复体的长期稳定。

另外，值得注意的是，虽然釉本比达到了50%，但美学区贴面预备体上牙本质暴露区常常高发于颈部及颈三分之一区（图4-1-1），这些关键的颈部边缘封闭区处置不当，也会产生牙本质过敏、微渗漏、边缘变色等严重的并发症，同样影响美学区贴面修复效果的长期稳定可靠。而采用显微镜下的匹配边缘设计的预备车针进行精准的半径控制、牙釉质凿抛光、超声制备与抛光等精细修复操作（详见第四章第三节的详细讨论），才能有助于术者获得高质量的预备体颈部边缘。

进一步，当贴面预备体的完成面（或者叫粘接面）同时存在牙釉质与牙本质时，我们推荐术者采用选择性酸蚀技术来获得更好粘接强度，并可以减少术后敏感的发生。具体操作可以在显微或放大的视野下进行。选择性酸蚀需要对牙本质及牙釉质进行分区后，再采用不同的牙面处理方式。而为了对牙釉质及牙本质粘接区进行精确的区分识别和定位，可以通过空间分析结合CBCT数据获得准确的牙釉质牙本质分区，并设计分区粘接导板引导预备体完成面上牙釉质牙本质的不同处理（图4-1-2）。而显微分区粘接导板修复技术流程，详见第六章病例七。

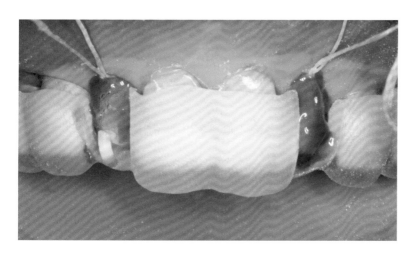

图4-1-2    分区粘接导板引导预备体完成面釉本质的不同处理

### 三、美学区贴面修复体的厚度要求

贴面牙体预备是通过磨除前牙唇面、邻面及舌侧靠近切缘等部分牙体组织，为贴面修复体提供容纳空间，贴面修复体的厚度设计对牙体预备有直接影响。随着修复材料综合性能的进步和各种微创技术的普及应用，贴面修复体的设计厚度呈逐渐减小趋势，小于1mm的瓷贴面厚度设计已成主流，不少市售超薄贴面产品宣称的贴面厚度已经达到0.2～0.3mm，未来随着材料及工艺技术的进步，还可能出现小于0.2mm的极薄贴面修复体。

#### （一）修复材料的机械性能

各类修复材料本身的机械性能各不相同。为了保证比较薄的美学区贴面修复体的机械强度，我们一定要关注不同修复材料最小厚度能够匹配的最小瓷层厚度，并对材料承载的最小厚度限制要做到心里有数。长石质陶瓷材料具有类似牙釉质的耐磨性能，易于抛光，但其机械强度较低。一般长石质瓷贴面抛光后抗弯强度约为130MPa，上釉后为160MPa，长石质贴面用于前牙时，需要的瓷层厚度在0.2～0.7mm，而用于𬌗贴面时，瓷层需要承担咬合力，瓷层厚度需不低于1.5mm。玻璃陶瓷的机械强度高于长石质陶瓷材料，玻璃陶瓷贴面抛光后抗弯强度约为150MPa，上釉后强度增加至360MPa，玻璃陶瓷贴面用于前牙时，需要的瓷层厚度在0.6～1.0mm，而用于𬌗贴面需承受咬合力时，瓷层厚度须不低于1.0mm。因此，在修复前设计比选各种贴面修复材料及其厚度时，应考虑修复材料的机械性能并查询所选用修复材料能够支撑的最小瓷层厚度要求是多少，不能超极限使用相关修复材料，否则易出现机械类并发症。

#### （二）美学区贴面修复体的制作方式

贴面修复常用的制作方式包括失蜡压铸法及数字化切削法，未来可能很快会出现三维打印制作的各种贴面修复体。使用不同制作方式制作贴面时边缘最小厚度的要求不同。玻璃陶瓷类材料采用压铸法制作贴面时，修复体边缘最小厚度极限值为0.3mm，玻璃陶瓷采用切削法制作贴面时，修复体边缘的最小厚度极限值为0.5mm，而三维打印的陶瓷贴面，可以做到0.3mm以下。

因此,修复体的厚度要求需充分考虑所选修复材料的最小空间需求以及其加工制作工艺的限制,才能让贴面修复体实现对应的修复替代功能。

### (三)基牙的颜色

若基牙的颜色异常,需要遮住基牙的颜色,这种情况下则需要增加瓷层厚度,甚至选择饰面瓷＋基底瓷的双层结构,需要的瓷层厚度常大于1.5mm。若基牙的颜色正常,则根据瓷材料的机械性能评估比选需要瓷层的厚度。

而贴面修复的厚度设计大小最终受所选修复体材料、目标牙的质量及患者的美学需求等的共同影响,包括贴面修复材料的机械性能、贴面修复体的制作方式和基牙的颜色情况等因素。因此,贴面厚度需根据所选修复材料的机械性能、修复体制作方式及基牙的颜色情况等进行综合分析设计比选( 图4-1-3 )。

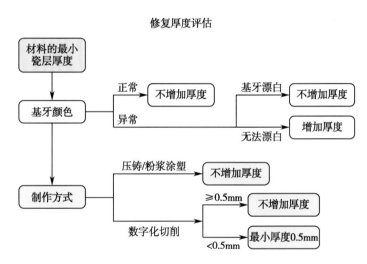

图4-1-3　贴面修复体的厚度要求分析决策树

## 四、美学区贴面修复中定深与控厚的关系

贴面修复需要根据目标修复空间的需求,按照修复材料的最小厚度需求进行加减抵扣,获得需要增加的空间量,从而确定牙体预备的深度,目标修复空间分析是贴面修复中定深与控厚的空间几何理论依据。

### (一)美学区贴面的目标修复空间设计

美学区贴面的目标修复空间是根据患者主诉、求美心理分析以及临床检查等,在保证软硬组织健康和生理功能活动正常基础上,在"最小医源性损伤"等诊疗理念的指导下,拟定修复体及可能的相关部件所需占据的最小几何空间。基于美学线面分析与设计,医、患、技三方通过虚拟设计或 / 及实体诊断蜡型交流遴选,我们最终能够获得目标贴面修复体的轮廓外形 TRS。TRS 是为了实现修复治疗的目标,符合理想美学形态和功能的修复体所需的最小合理空间。按照所需的目标修复空间与原始牙冠的空间位置关系进行分类,美学区贴面修复又可分为体内、混合及体外 TRS 型贴面修复。其中,体内 TRS 型贴面修复与混合 TRS 型贴面修复需要通过牙体预备来获得容纳贴面修复体的空间。

（二）TRS 空间分析引导贴面的定深与控厚

美学区贴面修复中,贴面的厚度需要综合考虑修复材料、美学要求等方面,而修复材料本身的最小厚度要求也不一定为牙体预备的深度。在目标修复空间的基础上,在不低于贴面修复材料所需的最小厚度要求下,综合考虑遮色与制造工艺的最小厚度要求等要素,来统筹进行贴面修复体的厚度设计（图 4-1-4）。

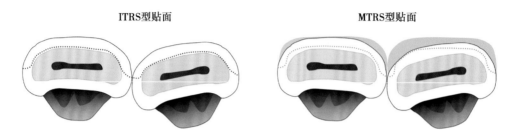

ITRS型贴面                                MTRS型贴面

图 4-1-4    不同 TRS 型贴面空间与原有牙齿轮廓的几何空间位置关系不同

采用 ITRS 型贴面修复,不改变牙体轴向及形态时,体内空间内贴面修复体的厚度其实就是牙体预备的深度。而 MTRS 型贴面修复中,牙齿形态需要进行调整时,如果依然按照修复体的厚度要求进行传统的定深预备,则会产生需要内收的部位预备不足的情况,而需要增量而不需要过多磨除的部位则会被过度预备。因此,目标修复空间的正确分析对健康牙体组织的保存十分重要。

因此,美学区贴面修复中,需通过 TRS 分析准确界定目标修复空间范围内已有的并不需要预备的修复空间有多少,再按照修复材料的厚度需求进行加减抵扣,计算出需要预备增加的空间量,从而才能正确确定牙体预备的深度。目标修复空间分析是美学区贴面修复中定深与控厚的精密逻辑基础（图 4-1-5）。基于 TRS 分析,利用修复体的厚度需求准确设计预备深度,可以在满足临床要求与制作需求的前提下最大限度减少过度预备,最大程度地实现牙体组织的保存。

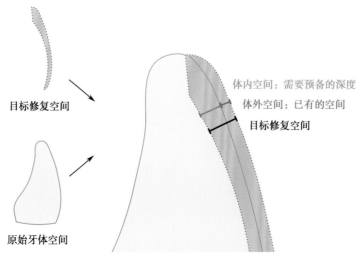

目标修复空间

体内空间：需要预备的深度
体外空间：已有的空间
目标修复空间

原始牙体空间

图 4-1-5    TRS 引导定深与控厚分析

## 第二节
## 预备体的设计厚度

牙体预备须制备出正确的预备体形态，预备体的厚度设计既要考虑基牙的牙体牙髓牙周状态及咬合等基本情况，也要考虑目标修复体的轮廓形态与位置、颜色、修复体的材料，以及合理的功能设计需求。牙体预备需要为目标修复体提供足够的最小空间，又要保留完成面上尽量多的牙釉质粘接面积。

由于目标修复空间往往与原始牙体空间存在差异，需要的预备深度应在术前基于预设的目标修复空间进行分析设计，并融入引导方式中，再根据设计精度需求，选择正确的引导方式（见第四章第三节、第四节的详细讨论）。当基牙需要进行轴向角度调整、突度尺寸增减等空间位置的改变，预备体的厚度若不参照未来目标修复体位置进行预备，因无法准确知道起止点，则很容易出现预备量不足或过度等情况，肯定无法实现"最小医源性损伤"要求下的精准预备，而过量制备更容易造成脱粘接等严重的并发症。

### 一、轴面的厚度

贴面的修复材料及加工制作工艺方式、基牙的颜色及形态位置均影响预备体轴面的设计厚度。而在实际病例中，预备体轴面不同部位的设计厚度是不同的，须通过对现有牙体空间、目标修复空间等的几何空间位置及相互关系进行分析设计。术前将诊断蜡型及原始牙模型在三维软件中拟合，根据瓷贴面TRS与现有牙体的空间位置可以显示该部位已有的修复空间，再根据所选材料确定瓷层的空间需求，即目标修复空间，最后由目标修复空间的厚度减去已有空间得到该部位的设计厚度（图4-2-1）。

### 二、𬌗面的厚度

贴面的切缘形态设计不同，其预备体的切端或舌腭侧咬合面厚度也不同。开窗型贴面只预备基牙的唇侧，不改变牙齿切端的长度和形态（图4-2-2）。对接型贴面需要预备切端，使切端修复体的最小厚度满足1~1.5mm。包绕型切缘是在切端预备基础上，在切端的舌腭侧预备0.5mm的肩台；另外，还有一种扩展型包绕设计，舌侧包括了大部分舌腭侧牙面，很接近全冠的覆盖范围，临床上少用（详见第二章第三节）。

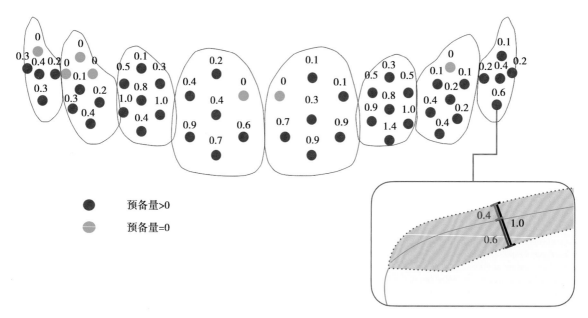

图 4-2-1 预备体轴面不同部位的厚度设计位点图示例

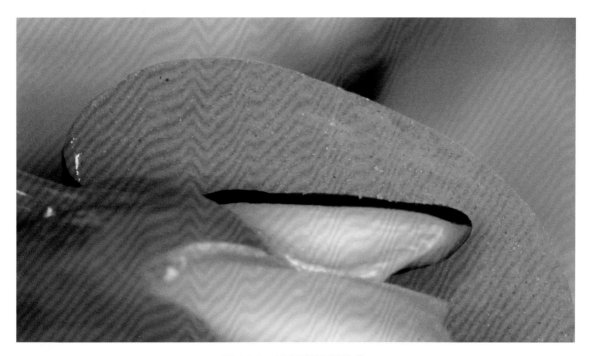

图 4-2-2 开窗型贴面预备体

### 三、边缘的宽度

预备体边缘是指预备体完成面与未预备牙体组织间的分界区域,预备体边缘与未预备牙体组织间分界的线角顶点连线为预备体完成线。预备体完成线垂直方向上预设边缘宽度值处的完成面与预备体完成线的切线之间任一点的间距为预备体边缘宽度(图4-2-3)。当采用浅凹边缘设计时,边缘的宽度为采用"半径控制"的预备车针的半径值。当前美学区贴面修复中,预备体边缘宽度通常小于1mm,最小可达0.1~0.3mm。预备体边缘的最小厚度要求与所选的修复体材料及制作方式有关。长石质瓷材料贴面的边缘厚度最小可达0.1mm。弹性瓷材料贴面的边缘厚度最小为0.2~0.3mm。二硅酸锂玻璃陶瓷类材料采用压铸法制作贴面时,边缘最小厚度要求为0.3mm。而采用数字化切削制作贴面时,边缘的最小厚度要求为0.5mm。也有新型的氧化锆产品声称可以达到0.2~0.3mm。

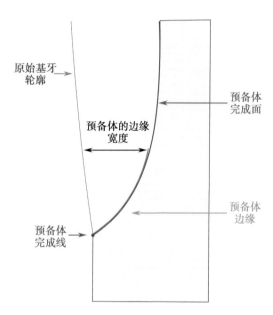

图4-2-3　预备体的边缘宽度

# 第三节

# 预备体的实际厚度

由于牙齿的轮廓、内部分层等都是不规则的几何形状，因此预备体不同部位的实际厚度逻辑上不可能是唯一值，而教材或专著所规定的设计厚度大多为以标准牙模进行设计，常常显示为唯一值，实际上是无法准确达标的。我们也可以理解为：这些数值要求的本质是目标修复体所需要的平均包容空间大小，不涉及细分的修复材料，以及这个包容空间跟不同原始牙冠的几何空间位置可能存在的各种影响 TRS 的时空位置关系，实战中价值不大，值得大家注意。

而在日常实际病例中，每位患者的基牙情况及目标修复空间等也可能会有很大的不同，因此预备体的实际厚度是在修复前设计厚度要求的基础上，在目标修复空间内再抵扣并不需要再制备的已有的空间厚度才能进行准确的空间位置分析评估、设计比选以及随后的核查校对。

## 一、轴面的厚度

由于预备体轴面不同部位不需要制备就有的已有现有空间厚度是不同的，最终导致轴面不同部位的实际厚度不尽相同。分析确定了预备体上要预备的设计厚度后，牙体预备中需将预设的预备量准确投射或映射到目标预备体上，这个过程就是实施预备量对应的序列多步时空几何空间位置的数量关系转移。进一步根据实际设计需求高低，医生就可以选用精度匹配的引导技术进行多步空间转移。

当下常见的几种引导方式的实际引导效能具体如下。

首先，当前主流的贴面预备引导方式是以经验类比的徒手目测引导。作为当前主流的轴面引导及核查方式，徒手目测引导缺乏预备量设计的准确数值基础及精准数量关系转移的工具，操作中既没有目标预备量的标定，也缺乏测量的参考坐标。另外，使用车针在轴面制备定深引导沟，定深引导沟的深度为轴面的预备量提供指引参考，这种方法简便易行、实用性强，但以定深引导沟引导定深是凭医生的目测进行判断，需要更改形态的基牙容易出现实际的预备量过度或不足。而不能参考原始牙面的贴面修复，常常需要更准确的引导方式，这类方案常常是基于目标修复空间，利用蜡型制作的定深导板为轴面实际厚度提供引导及测量参考点，根据导板的不同材料及制作方式，可以分为硅橡胶指示导板、压模透明定深导板及三维打印定深导板。定深导板可以为轴面实际厚度创建标准的实测参考平面，结合术前的设计厚度，术中可根据车针钻入导板的深度对各个部位的实际厚度进行实时核查（图 4-3-1），进而实现了更高精度的预备手术引导，来实现超薄微创的修复方案。

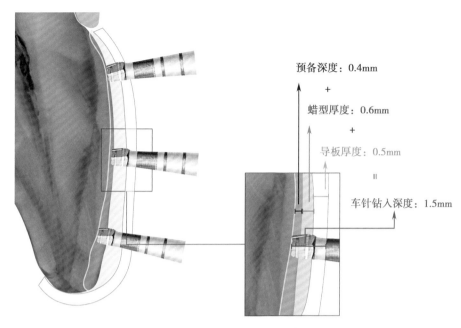

预备深度：0.4mm
+
蜡型厚度：0.6mm
+
导板厚度：0.5mm
=
车针钻入深度：1.5mm

图 4-3-1　导板引导轴面预备量

## 二、切缘及咬合面的厚度

预备体切缘及咬合面实际厚度的引导及测量方式与轴面相似。车针引导法是使用车针在殆面制备的定深沟为殆面的实际厚度提供厚度参考。通过评估车针没入殆面的深度，结合车针的直径，测量预备体殆面的实际厚度。

硅橡胶指示导板引导法是测量预备体殆面与硅橡胶内表面的空间厚度测量殆面的实际厚度，而树脂导板引导法则是通过评估车针没入导板引导环的深度测量殆面的实际厚度( **图 4-3-2** )。

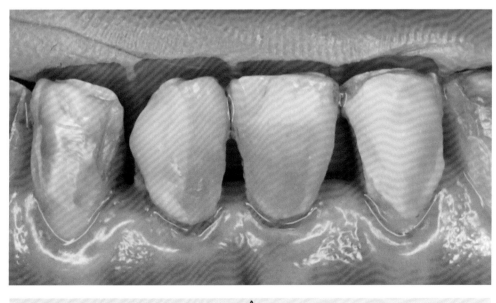

A

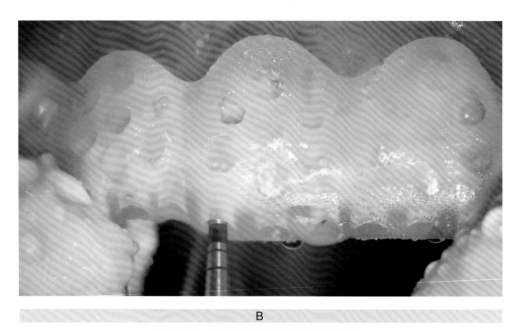

B

**图 4-3-2    导板引导切缘及咬合面预备量**

A. 硅橡胶导板；B. 三维打印树脂导板。

### 三、边缘的宽度

美学区贴面预备体的边缘宽度主要是由预备边缘的车针工作头的半径来引导实施以及核查校对的。术前分析设计、切磨系统质量（车针、牙体预备驱动设备、放大显微设备等优化组合）及术者手部操作技能等情况是控制边缘宽度三个核心因素。预备体边缘的宽度及形态由车针的针尖引导，须选择与设计预备体边缘相对应的车针，通过车针半径的引导制备与设计匹配的预备体边缘的宽度及形态（图 4-3-3）。

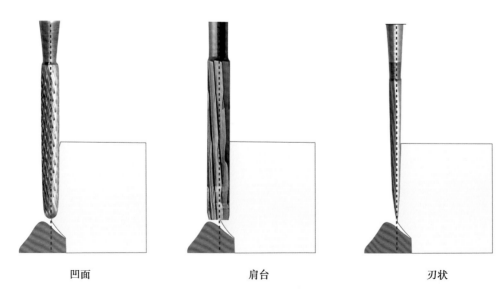

凹面                    肩台                    刃状

**图 4-3-3    车针尖端引导预备体边缘厚度**

另外，十几年前有学者提出垂直预备技术 BOPT，存在一定学术争议。若是无预备，垂直预备也无从谈起，而这种情况主要通过过渡修复体边缘的特殊形态制备来诱导牙龈成形；若有预备，肯定不可能只有垂直方向的预备，此时边缘的宽度较小，但不等于零，称为垂直预备也并不特别合适。进一步，也不可能有只有水平方向磨除、同期却无垂直方向磨除的（垂直预备）牙体水平预备。因此，这个技术及分类的科学性存疑。

近两年，国内也有学者提及这项旧技术，请各位读者注意其局限，尤其是其原始适用范围为牙周健康的厚龈型目标牙位。结合我国高发的牙周疾病、9% 左右的厚龈型人群比例，即便能用，也较为小众。而通过过渡修复体边缘形态进行牙龈诱导，其加工技术本身也有诸多难点，如修复体边缘位置如何确定？贴面等修复体的凸度如何比选？有多少义齿企业的技师能够采用显微镜进行修形、抛光等？实际工作中缺失的内容不少，技术上很多点尚无共识性建议。

## 第四节

## 美学区贴面牙体预备方案的精度对比

牙体预备中，医师需要将设计所需的预备深度通过正确映射（或投射）精准转移到预备体上，由于医生的手部技能具有一定差异，根据实际手术精度的设计需求，医生应该采用精度不同的引导技术来稳定或提升手部技能，才能准确进行修复空间从设计到最终正式修复体的转移。

经验引导的牙体预备是当前主流的牙体预备技术。牙体预备中，先在牙体表面制备定深沟，然后以定深沟为参考，凭医生的目测和临床经验进行牙体磨除。这种目测经验引导的方法主要参考牙体原有表面或邻牙对颌牙的空间位置，难以应对目标修复空间与现有牙冠轮廓位置关系复杂的病例。常用的瓷贴面预备深度需要控制在百微米级，目测经验引导的牙体预备方案难以实现百微米级预备深度的精准控制。为了突破医者胜任力不足的问题，临床上在瓷贴面牙体预备中宜采用匹配设计精度需求的导板来引导和控制预备深度，实现牙釉质内预备，最大程度地保存现有牙体组织。

目前，瓷贴面预备深度的引导方式主要包括硅橡胶指示导板（silicon index）、压膜透明定深导板以及三维打印定深导板。

硅橡胶指示导板对预备深度的引导作用包括使用诊断饰面硅橡胶指示导板引导自凝树脂在模型或在口内成型制作诊断饰面（diagnotic mock-up）来显示修复体轮廓（图 4-4-1），以及在预备术中使用分层硅橡胶指示导板引导预备深度的测量（图 4-4-2）。硅橡胶指示导板是使用油泥型硅橡胶覆盖在诊断蜡型上，待材料完全硬固后使用手术刀沿着龈缘顶点的连线去除连线根方

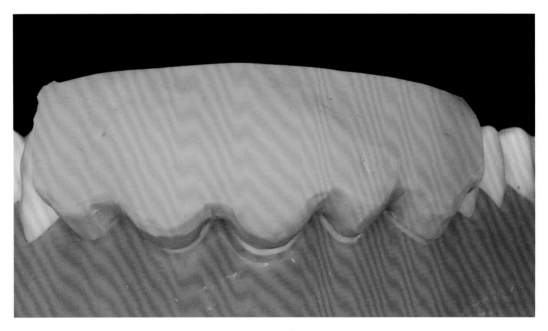

图 4-4-1　诊断饰面硅橡胶指示导板

的材料，制作诊断饰面硅橡胶指示导板。进一步，在硅橡胶指示导板的基础上，可分别进行切龈向、唇舌向及近远中方向的切割形成分层结构，制作分层式的硅橡胶指示导板。

在牙体预备前，在完整的非切割的硅橡胶指示导板引导下，医师可以使用自凝树脂注射入硅橡胶指示导板，放置于模型或者口内牙列上，就能够制作出实体的诊断饰面（图4-4-3）。实体化的诊断饰面，可再现 TRS 的轮廓空间位置。进一步，在目标牙的实体诊断饰面上，使用带刻度的定深车针进行预备深度控制，参考实体诊断饰面外表面，就可以引导车针钻入的深度，而实现精准的预备定深。

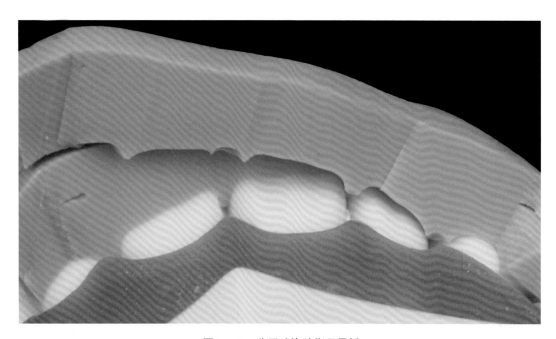

图 4-4-2　分层硅橡胶指示导板

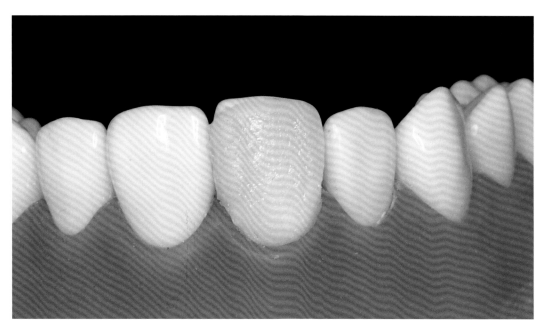

图 4-4-3　硅橡胶指示导板引导自凝树脂制作诊断饰面

根据既往文献报道：在硅橡胶指示导板引导下，瓷贴面预备深度的偏差值超过 0.1mm。硅橡胶的弹性形变、自凝树脂收缩变形等因素会影响诊断饰面厚度的准确度，而诊断饰面厚度的准确度会影响车针钻入深度的偏差值，进而直接影响对车针的引导准确度。

既往文献评价了基于数字化蜡型制作的诊断饰面引导下的瓷贴面牙体定深预备方法的准确性。研究使用口内扫描仪扫描标准上颌牙列模型，获取 30 个上颌中切牙树脂牙数据（图 4-4-4，图 4-4-5），导入软件后在唇面设计厚度均为 0.3mm 的数字化美观蜡型（图 4-4-6），并三维打印制作工作模型（图 4-4-7）。

在工作模型上使用硅橡胶印模材料制作硅橡胶印模（图 4-4-8），在硅橡胶印模引导下使用丙烯酸树脂在树脂牙唇面制作诊断饰面（图 4-4-9）。将 30 颗树脂牙随机分为三组：轮形车针组（图 4-4-10）、球形车针组（图 4-4-11）和定深刻度车针组（图 4-4-12）。两名操作者在硅橡胶导板引导下，使用三种车针完成设计量为 0.5mm 的开窗型贴面预备。

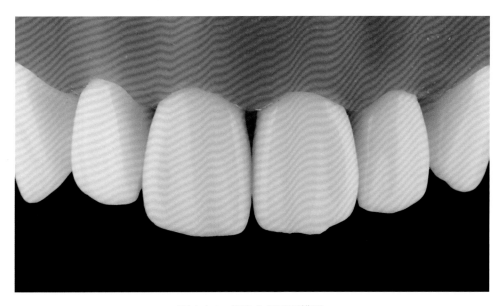

图 4-4-4　标准上颌牙列模型

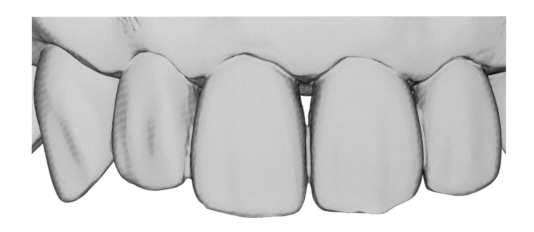

图 4-4-5　数字化牙列模型

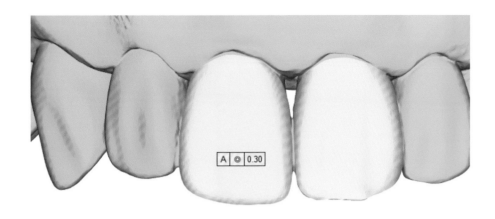

图 4-4-6 0.3mm 的数字化美观蜡型

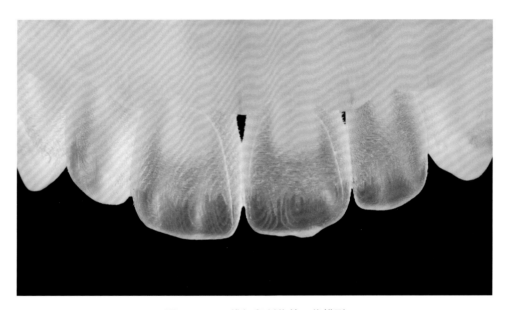

图 4-4-7 三维打印制作的工作模型

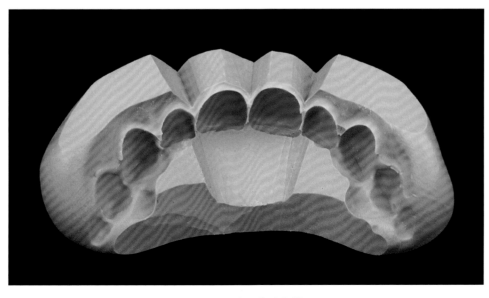

图 4-4-8 硅橡胶印模

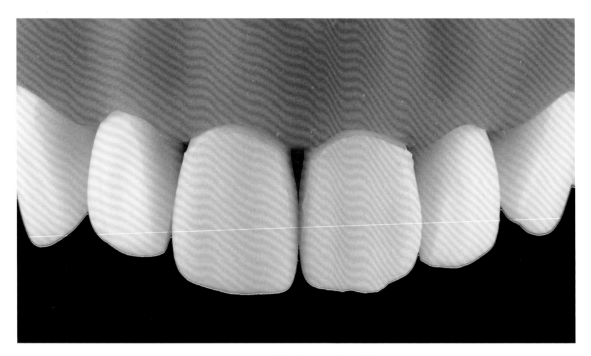

图 4-4-9 在树脂牙唇面制作诊断饰面

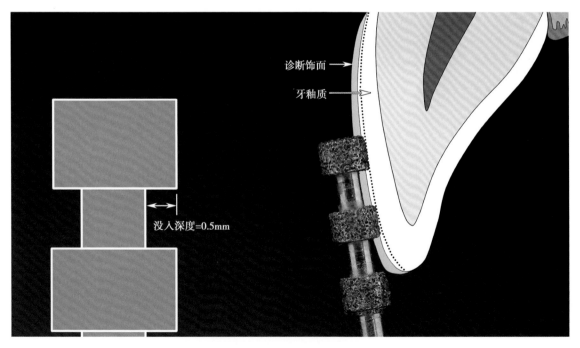

图 4-4-10 轮形车针组定深方法

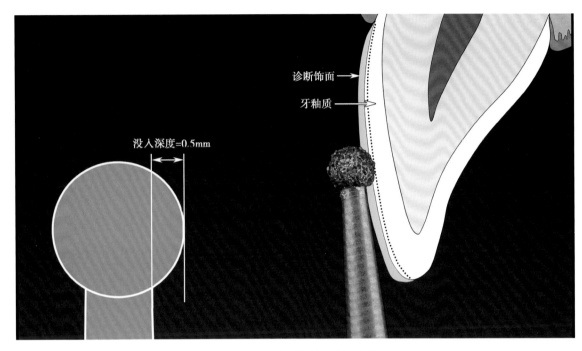

图 4-4-11　球形车针组定深方法

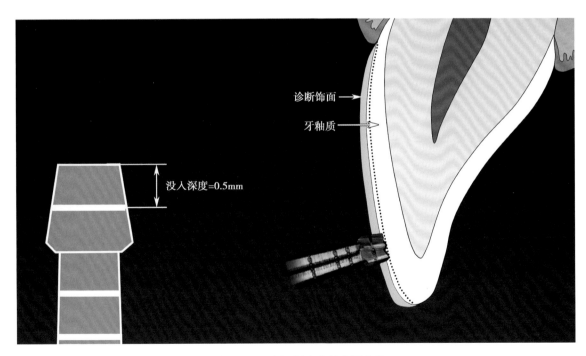

图 4-4-12　定深刻度车针定深方法

预备完成后数字化口扫预备体,与术前及设计数据拟合,计算各位点的模型厚度、预备深度,并根据三组的准确度计算相对误差(%)。统计分析工作模型与诊断蜡型之间的差异,用来判断诊断饰面的准确度;统计分析各组间的预备深度是否有差异,用来评价各引导方法的准确度。

研究结果显示,工作模型与诊断蜡型存在显著差异,尤其在牙颈部处厚度差可达 0.32mm±0.10mm。使用树脂翻制的诊断饰面较蜡型偏厚,且在对预备精准度要求最高的颈部尤为明显。三种定深技术之间的预备深度有显著差异,轮形车针组为 0.51mm±0.08mm,相对误差为 2%;定深车针组为 0.57mm±0.10mm,相对误差为 14%;球钻组为 0.60mm±0.11mm,相对误差为 20%。

因此,使用传统硅橡胶导板制作的诊断饰面难以准确检验目标修复空间(TRS),而美学区贴面的定深需要精准的 TRS 转移方式实施牙面定深预备;导板及定深车针的共同引导可以降低诊断饰面产生的偏差,精准的引导方式及专用预备工具有利于 TRS 的精准转移。

为了减小导板弹性形变及椅旁操作等引起的误差,树脂材料导板逐渐在临床上得到应用,包括压膜透明定深导板、三维打印定深导板等。

压膜透明定深导板(图 4-4-13)是由牙科醋酸纤维膜压制的,在导板基牙唇面开孔形成数个引导环,通过计算预设位点的预备空间深度,再配合定深孔预备技术引导后续精准的牙体预备定深。

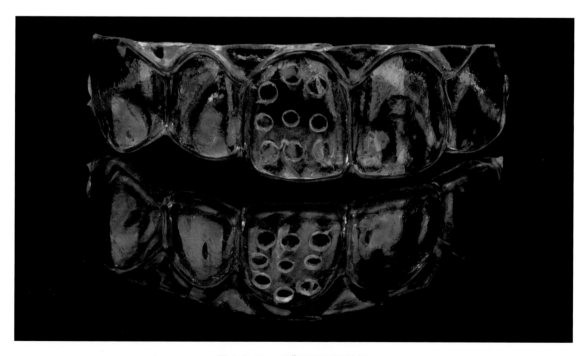

**图 4-4-13    压膜透明定深导板**

牙体预备中,使用定深车针钻入引导环,通过评估定深车针没入引导环的深度,判断预备深度是否达到设计深度(图 4-4-14)。

研究显示,在压膜透明导板引导下,瓷贴面预备深度的偏差值小于 0.1mm。导板的弹性形变会影响压膜透明导板引导预备深度的准确度。

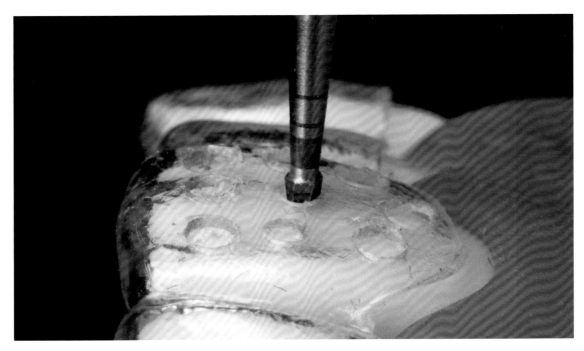

图 4-4-14 压膜透明导板引导预备

　　另外一种三维打印定深导板是在数字化蜡型上设计,通过三维打印技术制作的树脂定深导板。三维打印定深导板根据设计方式分为三维打印等厚定深导板( 图 4-4-15 )和三维打印不等厚定深导板( 图 4-4-16 )两种类型。

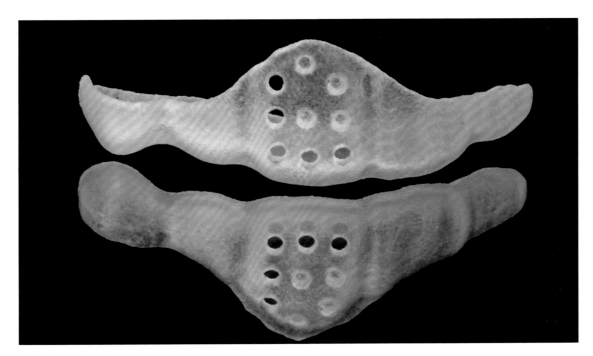

图 4-4-15 三维打印等厚导板

　　三维打印等厚定深导板引导预备深度的原理和方法与压膜透明导板相同( 图 4-4-17 )。但由于导板本身的弹性变形等问题,二者在引导能力上还是有明显差别的。

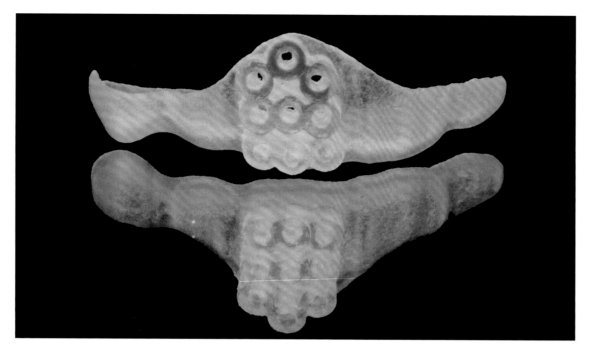

图 4-4-16　三维打印不等厚导板

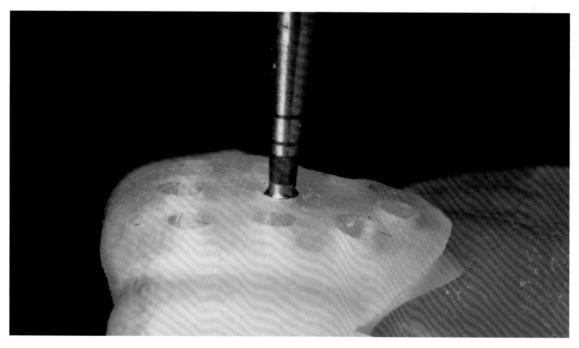

图 4-4-17　三维打印等厚导板引导预备

　　没有弹性的三维打印不等厚定深导板再进一步结合带止动环的定深车针，来引导控制定深孔的深度；当车针的止动环接触导板引导环，定深孔的深度即达到设计深度（图 4-4-18）。已有文献报道显示：三维打印不等厚定深导板＋带止动环的定深车针可以将瓷贴面预备深度的偏差值控制在 0.05mm 内。

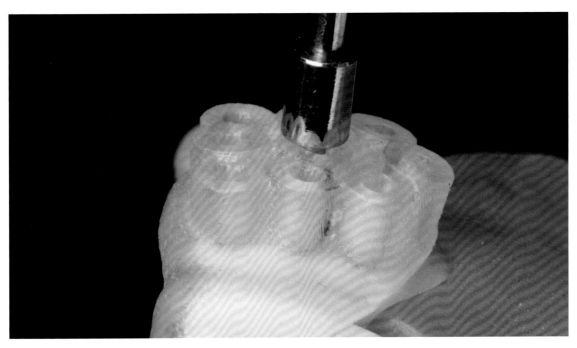

图 4-4-18 三维打印不等厚导板 + 带止动环的定深车针引导的预备术

既往文献分别评价了不同引导方式引导 ITRS 型及 MTRS 型瓷贴面预备深度的准确度。将 50 颗基牙随机分为五组,分别使用不同的引导方式,包括徒手、分层硅橡胶导板、压膜透明定深导板、三维打印等厚及不等厚定深导板引导预备深度。选择标准右上颌中切牙作为基牙建立 ITRS 型瓷贴面预备模型,TRS 轮廓与原始牙轮廓相同( 图 4-4-19 )。

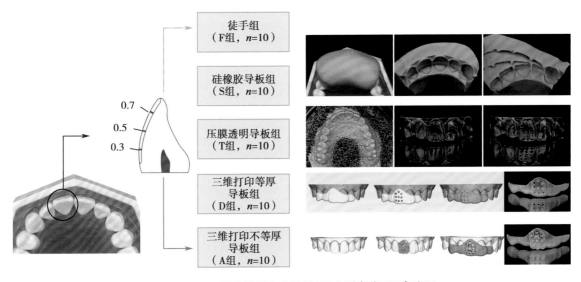

图 4-4-19 不同的引导方式引导 ITRS 型瓷贴面预备定深

瓷贴面的预备流程均统一。徒手组通过经验判断预备深度,即先使用定深车针制备定深孔 ( 图 4-4-20 ),根据经验评估定深孔达到设计深度后使用铅笔标记定深孔底部( 图 4-4-21 )。然后,磨除定深孔之间的剩余组织完成唇面预备定深( 图 4-4-22 )。

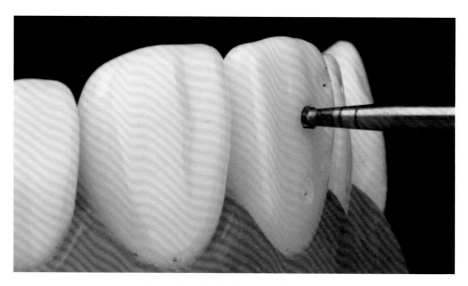

图 4-4-20　使用定深车针制备定深孔

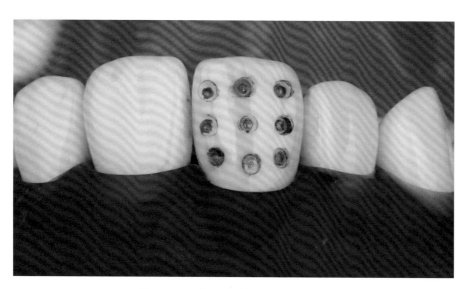

图 4-4-21　使用铅笔标记定深孔底部

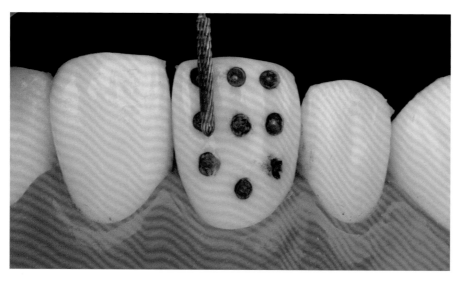

图 4-4-22　磨除定深孔之间的剩余组织完成唇面预备定深

硅橡胶指示导板组通过测量牙面与导板的间隙来判断预备深度(图4-4-23,网络增值视频1)。压膜透明定深导板(图4-4-24,网络增值视频2)和三维打印等厚定深导板(图4-4-25)组通过车针没入导板的深度评估预备深度。三维打印不等厚定深导板组使用带止动环的定深车针,止动环接触引导环表示预备深度达到设计深度,并通过核查车针没入深度是否达到4mm以及牙面定深孔的实际深度来评估预备深度是否达标(图4-4-26,网络增值视频3,网络增值视频4)。

网络增值视频1
硅橡胶指示导板引
导预备视频

网络增值视频2
压膜透明定深导板引
导预备视频

网络增值视频3
3D打印不等厚定深
导板引导预备视频

网络增值视频4
3D打印不等厚定深导
板引导预备病例视频

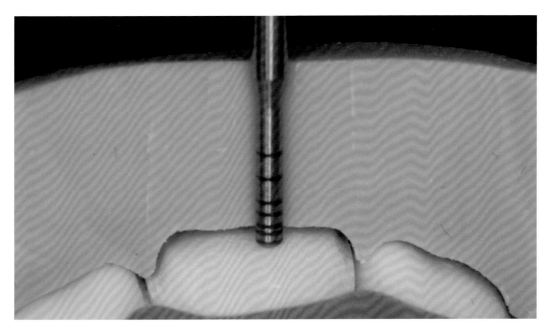

图4-4-23 硅橡胶导板组通过测量牙面与导板的间隙来评估预备深度

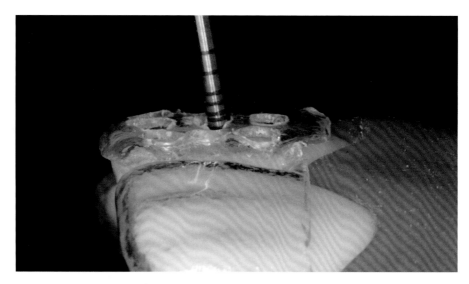

图 4-4-24　压膜透明导板通过车针没入导板的深度来评估预备深度

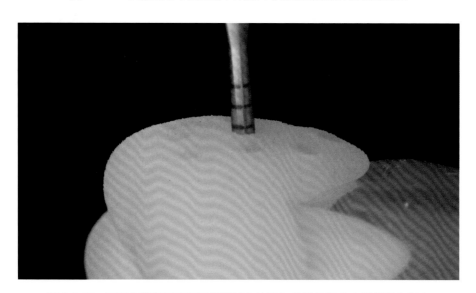

图 4-4-25　三维打印等厚定深导板通过车针没入导板的深度来评估预备深度

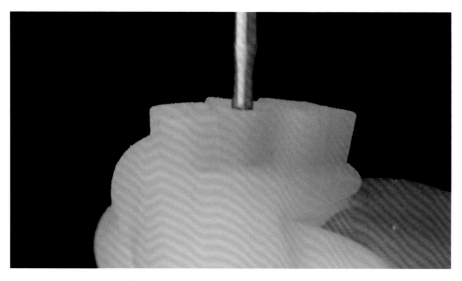

图 4-4-26　三维打印不等厚定深导板观察车针没入深度是否达到 4mm

将预备牙从牙列模型中取下,将其戴入个性化扫描底座,检查其完全就位(图 4-4-27)。在表面均匀喷粉后使用模型扫描仪扫描,获得预备体的数字化模型,保存为"STL"格式。将预备体分别与虚拟预备体和原始基牙拟合,显示预备深度的偏差分布图,其中绿色表示偏差小于 0.1mm,进一步计算绿色面积的占比(图 4-4-28)。然后测量预备深度(图 4-4-29),并计算预备深度的准确度(正确度 ± 精密度)。

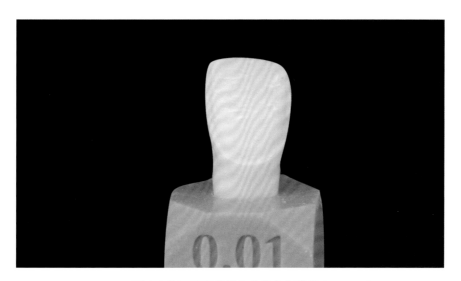

图 4-4-27　预备体戴入个性化扫描底座

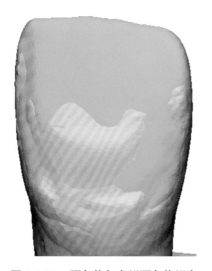

图 4-4-28　预备体与虚拟预备体拟合

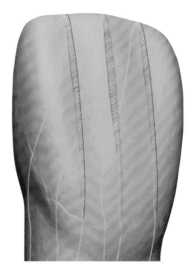

图 4-4-29　预备体与原始基牙拟合,测量预备深度

研究结果发现,徒手及硅橡胶定深导板组预备深度偏差较大,且预备深度多比设计深度更深。压膜透明导板组预备深度偏差小于徒手及硅橡胶指示导板组,预备深度在牙切端及牙颈部的偏差大于牙中部。三维打印定深导板组预备深度的偏差最小(图 4-4-30)。徒手组、硅橡胶指示导板组、压膜透明定深导板组、三维打印等厚定深导板及不等厚定深导板组预备深度的准确度($MADs \pm SD$)分别为 0.216mm ± 0.096mm、0.133mm ± 0.059mm、0.074mm ± 0.061mm、0.057mm ± 0.045mm 和 0.043mm ± 0.030mm。

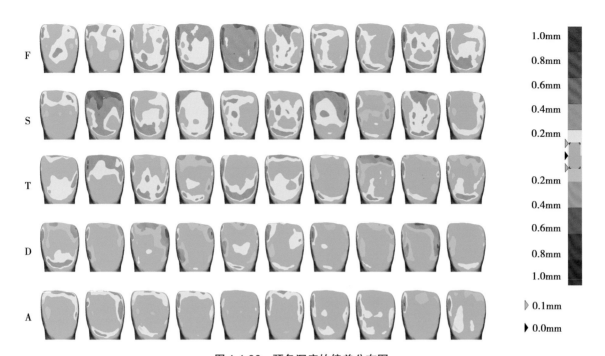

**图 4-4-30 预备深度的偏差分布图**
F. 徒手组；S. 硅橡胶导板组；T. 压膜透明导板组；D. 三维打印等厚导板；A. 三维打印不等厚导板。

进一步以唇面扭转的右上颌中切牙为基牙，标准牙列模型为蜡型，建立 MTRS 型瓷贴面预备模型（**图 4-4-31**）。修复体一部分位于 11 牙的牙体内部，一部分位于 11 牙的牙体外部，通过 TRS 分析计算需要预备的深度（**图 4-4-32**）。然后将基牙随机分为 5 组，各组分别在徒手、硅橡胶指示导板、压膜透明定深导板、三维打印等厚及不等厚定深导板引导下进行牙体预备。

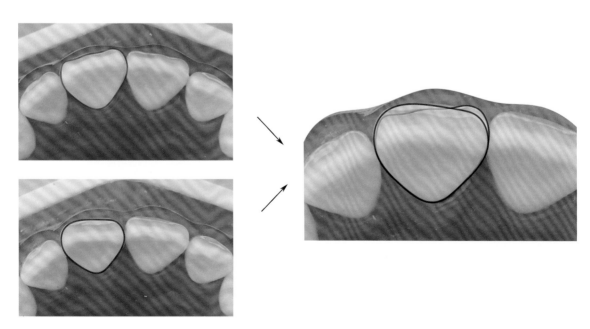

**图 4-4-31 MTRS 型瓷贴面预备模型**
红色：TRS 轮廓；黑色：原始基牙外轮廓。

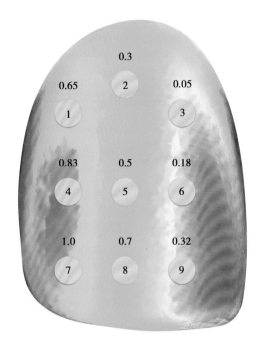

图 4-4-32 各测量点需要预备的深度（单位：mm）

其中，硅橡胶指示导板组先在蜡型上制作诊断饰面硅橡胶导板（ **图 4-4-33** ），在诊断饰面硅橡胶指示导板引导下制作诊断饰面（ **图 4-4-34** ），再行导板引导下的牙体预备。结果发现硅橡胶指示导板组诊断饰面厚度的准确度为 0.140mm±0.081mm（ **图 4-4-35** ）。

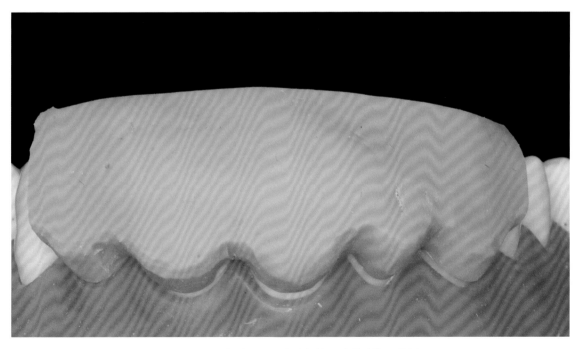

图 4-4-33 在蜡型上制作诊断饰面硅橡胶指示导板

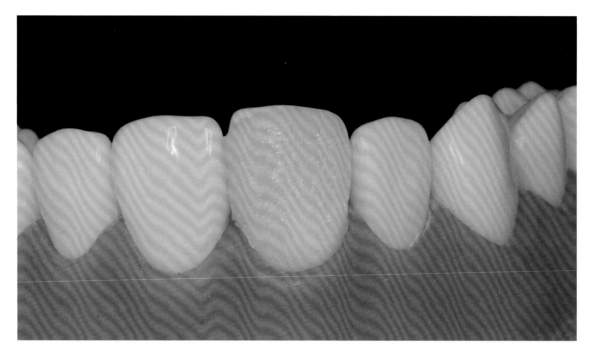

图 4-4-34　在诊断饰面硅橡胶指示导板引导下制作诊断饰面

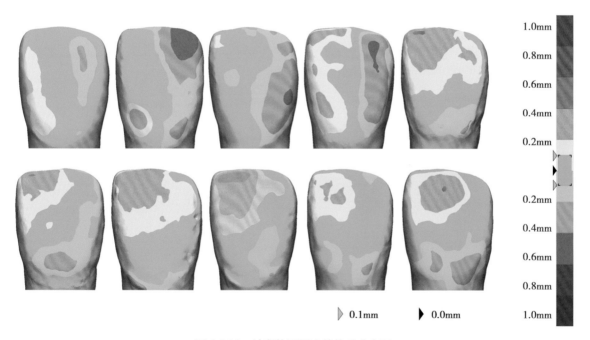

图 4-4-35　诊断饰面厚度的偏差分布图

　　各组牙体预备后测量预备深度的偏差。硅橡胶指示导板引导下预备深度的准确度为 0.191mm ± 0.099mm，而压膜透明定深导板、三维打印等厚及不等厚定深导板预备深度的准确度分别为 0.149mm ± 0.078mm、0.093mm ± 0.050mm 和 0.059mm ± 0.040mm。硅橡胶指示导板组预备深度的平均偏差值最大，压膜透明定深导板组次之，三维打印定深导板预备深度的平均偏差值小于压膜透明定深导板，且三维打印不等厚定深导板的平均偏差值最小（**图 4-4-36**）。

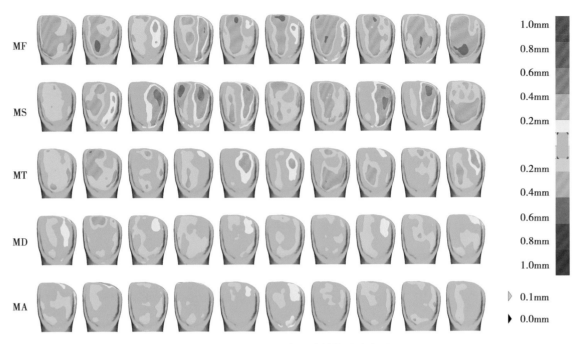

图 4-4-36 各组预备深度的偏差分布图

根据既往文献的研究结果,瓷贴面修复中,建议于牙体预备前,依据决策树,根据预备深度的准确度需求选择贴面修复预备深度的引导方式( **图 4-4-37** )。对于 ITRS 型瓷贴面,当准确度需求大于 0.2mm,根据患者的意愿,可选择车针、硅橡胶指示导板、压膜透明定深导板或三维打印定深导板引导中的任意一种;当准确度需求为 0.1～0.2mm,可选择硅橡胶指示导板、压膜透明定深导板或三维打印定深导板中的任意一种来引导;当准确度需求为 0.05～0.1mm,可选择三维打印定深导板或压膜透明定深导板引导;需要将预备深度的准确度控制在 0.05mm 以内时,只推荐选择三维打印不等厚导板来引导了。

对于 MTRS 型瓷贴面,当准确度需求大于 0.2mm,可选择车针、硅橡胶指示导板、压膜透明定深导板或三维打印定深导板引导;当准确度需求为 0.1～0.2mm,可选择硅橡胶指示导板、压膜透明定深导板或三维打印定深导板中的任意一种来引导;当准确度需求为 0.1mm 以下时,只能选择三维打印不等厚定深导板引导瓷贴面的预备深度。

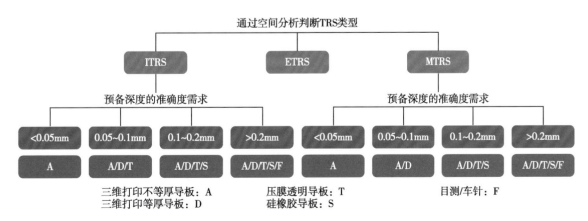

图 4-4-37 根据设计的预备深度选择贴面修复预备深度引导方式的决策树

# 第五节

# 预备量的精度控制与检测

牙体预备中，目标修复空间其实内含了一个几何空间时空位置秩序，预备量的数据是目标修复空间的体现，预备量的精度控制与检测是目标修复空间转移的关键。除了不同预备方案的引导精度，预备量的测量精度也是影响瓷贴面定深与控厚的关键因素。

目前主流的以目测经验引导的牙体预备，缺乏预备量设计的依赖数字的精密逻辑基础以及精准数量关系转移的数字化引导工具。影响预备量测量精度的要素包括预备量的测量起止点、测量方法、计量单位和测量工具的准确度等四个要素（图4-5-1）。根据测量的四要素，TRS导板可提供明确的测量起止点、测量平面及测量方法，辅助预备量的精准检测。

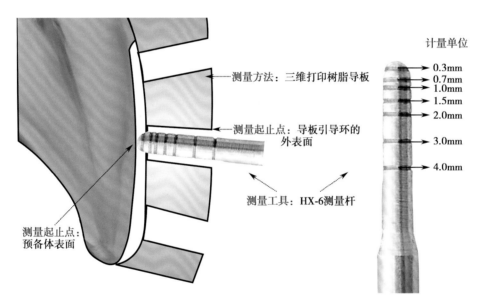

图 4-5-1　预备体厚度核查的关键要素

硅橡胶指示导板是目前常用的检测方法，硅橡胶指示导板通过翻制最终美学蜡型的形态来转移目标修复体的边缘轮廓到目标牙上，进而构筑并为预备量的测量提供明确的起止点（图4-5-2）。

硅橡胶指示导板制作简单，使用方便，通常配合牙周探针使用，是目前使用最为广泛的预备量检测方式。但硅橡胶指示导板无法充分满足测量的要求，其测量位置较为单一，受切割截面的影响，无法进行多点的精准预备；且牙周探针的刻度最小为1mm，不匹配美学区贴面的牙体预备精度需求，无法充分满足贴面微创预备的要求。若小于1mm的预备量还要依靠医生猜测，没有高精度引导的加持，当然就无法精准指导贴面预备体的厚度检测。

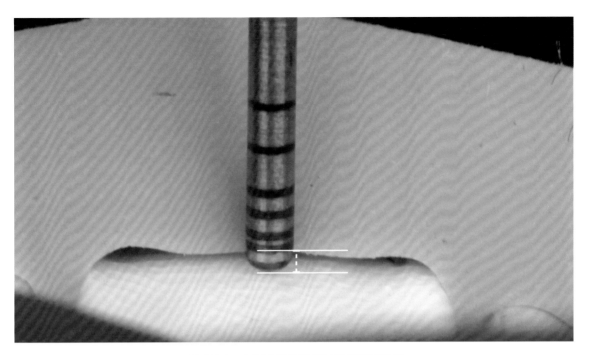

图 4-5-2 使用硅橡胶指示导板核查预备量

相比于硅橡胶指示导板,压膜透明定深导板对预备量的核查作用更直观具体,理论上可以进行任意点的测量。而使用压膜透明定深导板,是通过评估测量杆没入导板引导环的深度,判断预备深度是否达到设计深度的( **图 4-5-3** )。

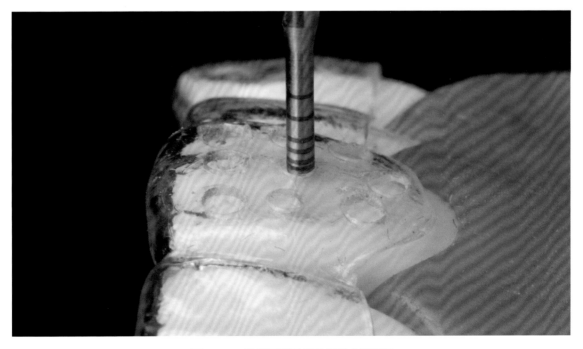

图 4-5-3 使用压膜透明导板核查预备量

但压膜透明定深导板也有其相应的不足，导板的制作由热压完成，对于部分位置的导板厚度可能有一定的影响；对于需要改变牙体形态的病例，透明导板可能遇到无法戴入的情况，需要先进行牙体的磨除再戴入导板。

而最新的三维打印定深导板利用三维打印从实到虚、从虚到实的便利性和精确性，最终加工成型的硬性导板可以与原有基牙密切稳定贴合，并依据预设开孔位点进行定深预备与预备量的检测。

三维打印定深导板又可分为等厚及不等厚两种。

等厚型定深导板是指在定深引导区导板壁的厚度均匀一致，开孔周围导板壁的厚度均匀一致，术者要注意可能每个定深孔进入的深度都不同，实战中容易混淆，一定要注意反复核对；在这一点上，三维打印等厚牙体预备定深导板与压膜透明牙体预备定深导板类似，预备量根据预备位点不同有所区别（图4-5-4）。

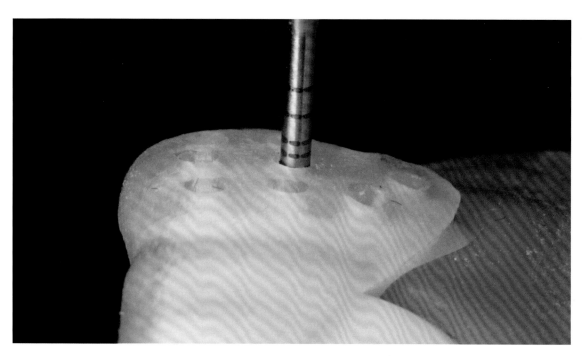

图4-5-4　使用三维打印等厚定深导板核查预备量

而不等厚型定深导板是指在定深引导区导板壁的厚度不同，但开孔进入的深度相同，定深导板的进入深度均为4mm，实战中简单明了，准确度和效率最理想。

三维打印不等厚定深导板的设计信息已在导板中预置，检测不同部位时，测量杆进入导板开孔统一达到预设深度（4mm刻度），即可完成预备量的核查。统一的进入深度和方式以及测量标准极大方便了医生的操作，最大可能地提升了术者的胜任力（图4-5-5）。

测量工具的测量精度是影响预备深度测量的要素之一。传统的牙周探针刻度均为1mm，无法满足0.1~0.3mm的测量精度，而HX-6测量杆的最小刻度为0.3mm，可以满足0.3mm的测量精度（图4-5-6）。因此，根据测量的四要素要求，需要百微米级或十微米级的实测核查工具，以满足预备量核查的精度匹配性，才能获得准确有效的实测。

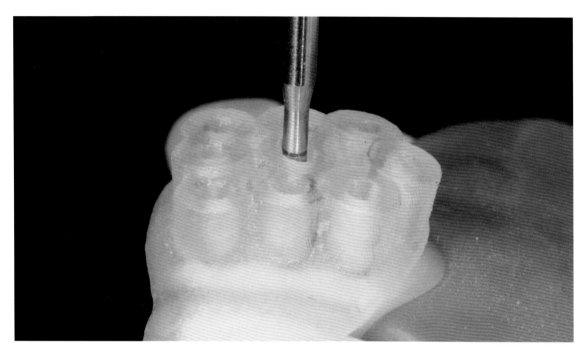

图 4-5-5 使用三维打印不等厚定深导板核查预备深度

HX-6测量杆

牙周探针

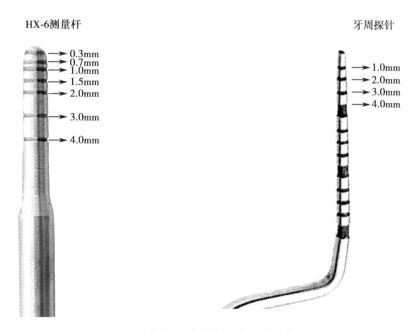

0.3mm
0.7mm
1.0mm
1.5mm
2.0mm
3.0mm
4.0mm

1.0mm
2.0mm
3.0mm
4.0mm

图 4-5-6 预备量核查的测量工具

在面对修复中不同量级的数值要求时，医生应选择不同量级的放大视野（图 4-5-7）。医生在裸眼下进行测量，能分辨的最小间距为 0.2mm，且近距离观察目标物会容易产生视觉疲劳。因视野分辨率等局限情况，难以满足瓷贴面 0.1～0.3mm 的测量精度。瓷贴面百微米的牙体预备须在牙科显微镜下进行，显微镜可以提供 3～20 倍或更大的放大倍率，只有在放大清晰的视野下才能保证测量的精准性。

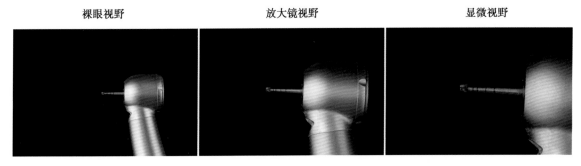

裸眼视野　　　　　　放大镜视野　　　　　　显微视野

图 4-5-7　预备量核查的三种测量视野

（于海洋　高　静　罗　天）

# 参 考 文 献

1. 于海洋，李俊颖. 目标修复体空间的内涵、分析设计及临床转移实施. 华西口腔医学杂志，2015，33（2）：111-114.

2. SILVA B P D，STANLEY K，GARDEE J. Laminate veneers：Preplanning and treatment using digital guided tooth preparation. J Esthet Restor Dent，2020，32（2）：150-160.

3. 于海洋. 关于牙体预备里的数字追问：从目测经验类比到数字引导. 华西口腔医学杂志，2021，39（1）：9-19.

4. 贺锦秀，高静，刘春煦，等. 一种序列三维打印打印导板引导的瓷贴面分区粘接技术. 华西口腔医学杂志，2022，40（3）：365-369.

5. GAO J，JIA L M，TAN X，et al. Three-dimensional quantification of enamel preservation in tooth preparation for porcelain laminate veneers：a fully digital workflow in vitro study. Oper Dent，2022，47（2）：183-189.

6. ZHU J K，GAO J，JIA L M，et al. Shear bond strength of ceramic laminate veneers to finishing surfaces with different percentages of preserved enamel under a digital guided method. BMC Oral Health，2022，22（1）：3.

7. GAO J，HE J X，FAN L，et al. Accuracy of reduction depths of tooth preparation for porcelain laminate veneers assisted by different tooth preparation guides：an in vitro study. J Prosthodont，2021，31（7）：593-600.

8. 于海洋，岳莉，刘伟才，等. 瓷美学修复中预备体边缘与修复体边缘的专家共识. 华西口腔医学杂志，2022，40（2）：123-133.

9. 于海洋，罗天. 目标修复空间中的数量及数量关系在精准美学修复中的应用. 华西口腔医学杂志，2016，34（03）：223-228.

10. TAHA Y，RASLAN F，ALI A，et al. Guided tooth preparation device fabricated with a complete digital workflow：a dental technique. J Prosthet Dent，2021，125（2）：221.

11. GAO J，LUO T，ZHAO Y W，et al. Accuracy of the preparation depth in mixed targeted restorative space type veneers assisted by different guides：An in vitro study. J Prosthodont Res，2023，67（4）：556-561.

12. LUO T，LI J Y，XIE C Y，et al. Accuracy of three digital waxing-guided trial restoration protocols for controlling the depths of tooth preparation for ceramic veneers. J Prosthet Dent，2024，131（1）：56-63.

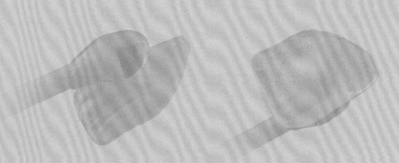

第五章

预备体定深与修复体控厚的关系

# 第一节
## 从定深到控厚的 TRS 体积转移精度对比

TRS 通过实施实体或数字虚拟修复设计技术，可以直观地显示目标贴面修复体的轮廓边界、位置排列及咬合关系等信息，美学区贴面目标修复空间的几何量数值要求及转移数量关系，须按照其中包含的空间逻辑秩序形成精准引导方案来引导贴面修复全过程。其中 TRS 体积的从前向后多步序列转移贯穿整个修复过程，是预备体定深与修复体控厚的关键联系。

在分析设计阶段，综合考虑基牙轮廓形态与位置、颜色、目标贴面的修复材料、功能咬合及美学要求等设计蜡型，确定 TRS 体积轮廓位置其实是美学区贴面修复起点（**图 5-1-1**）。

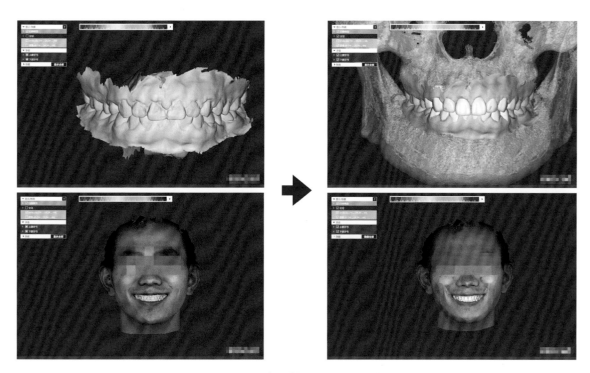

图 5-1-1 设计比选蜡型确定 TRS 体积

TRS 体积轮廓位置可以用于引导美学区贴面修复中牙体预备深度的分析，通过比选，可以虚拟设计下一步预备体的体积轮廓位置（**图 5-1-2**）。

基于 TRS 及虚拟预备体的轮廓体积位置可以设计 TRS 牙体预备定深导板（**图 5-1-3**）。

若设计为 TRS 牙体预备定深等厚导板，可根据空间大小分析计算术中车针钻入导板的最佳深度（**图 5-1-4**）。

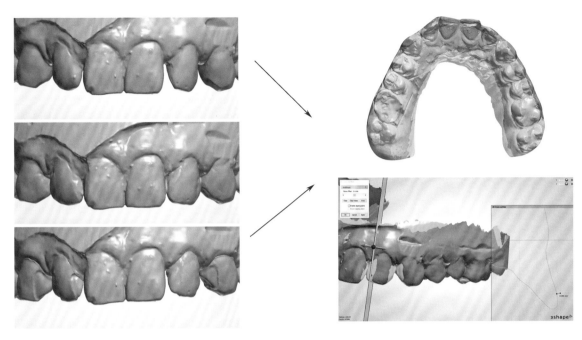

图 5-1-2 TRS 体积轮廓位置引导牙体预备深度的分析

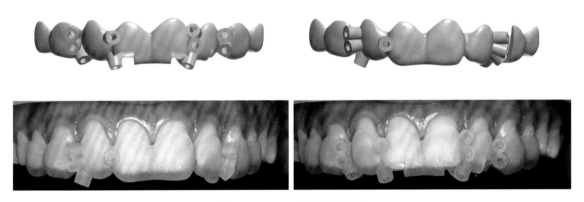

图 5-1-3 TRS 定深导板设计

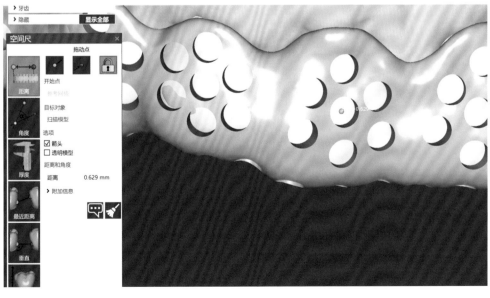

图 5-1-4 定深导板的设计，并测量术中车针钻入导板的最佳深度

在临床牙体预备阶段,TRS牙体预备定深导板引导控制预备深度(图5-1-5),实现TRS体积从虚拟预备体到预备体的精准转移,而不同的定深引导方式直接影响预备体上TRS体积轮廓位置的最终转移精度。

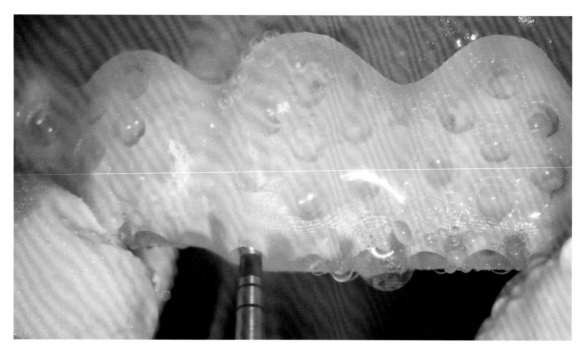

图5-1-5    TRS定深导板引导控制预备深度

在修复体制作阶段,TRS轮廓位置可以引导贴面修复体厚度的设计,基于TRS及预备体轮廓可以设计贴面修复体,实现TRS轮廓位置从蜡型到修复体的精准转移,不同的定深引导方式也会影响修复体上TRS体积的转移精度(图5-1-6)。

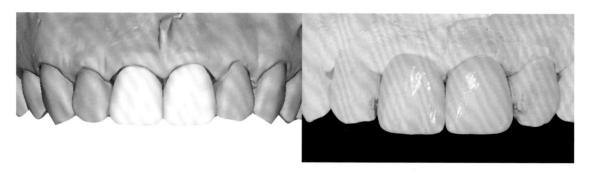

图5-1-6    基于TRS及预备体轮廓可以设计贴面修复体

## 第二节

# 瓷贴面定深与控厚的临床路径

### 一、瓷贴面定深与控厚的临床与制作路径

瓷贴面修复的定深与控厚临床与制作路径包括 TRS 定深设计、预备体定深及修复体控厚三个阶段（图5-2-1）。

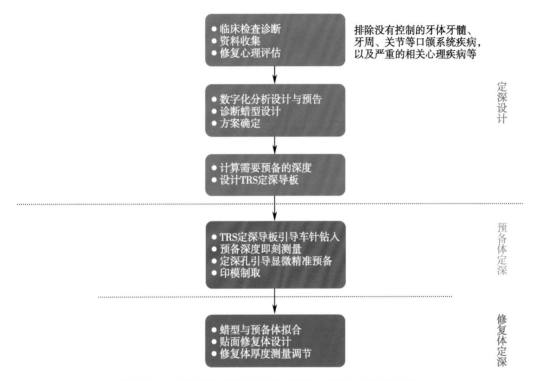

图 5-2-1　基于 TRS 及预备体空间轮廓位置设计贴面修复体

在定深设计阶段，首先，医、患、技三方通过虚拟设计或 / 和实体诊断蜡型交流获得瓷贴面的轮廓外形，确定 TRS 体积轮廓；然后，基于 TRS 轮廓设计预备体各部位需要的预备深度，同时基于 TRS 轮廓设计 TRS 牙体预备定深导板。

在预备体定深阶段，TRS 牙体预备定深导板引导控制车针的钻入深度，并辅助预备深度的即刻测量，实现 TRS 体积从虚拟预备体到预备体的精准转移。在修复体控厚阶段，将蜡型与预备体模型拟合，使修复体按照预设的 TRS 轮廓进行设计，实现 TRS 轮廓位置从蜡型到修复体的精准转移。

## 二、瓷贴面修复的 TRS 定深设计

在瓷贴面修复的定深设计阶段,首先需根据口内及影像学检查,结合患者既往病史获得患者的诊断信息,然后根据各项检查结果与诊断,结合患者意愿,按照决策树选择对应的修复方式(图5-2-2)。

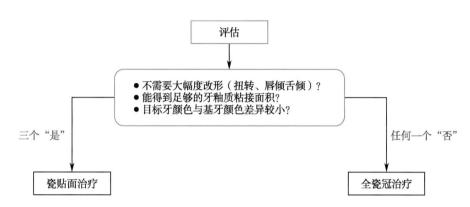

图 5-2-2    瓷美学修复方式选择的决策树

当基牙存在扭转或明显的唇倾舌倾,须同患者沟通是否需要大幅度改形。例如,**图 5-2-3** 病例存在 31 扭转的美学问题,使用二维照片进行美学分析设计,通过二维虚拟预告演示 31 纠正扭转及不纠正扭转的修复效果,利用虚拟预告与患者沟通是否需要大幅度改形(**图 5-2-4** )。若需要大幅度改形,则选择全冠修复方案。若不需要大幅度改形,则选择瓷贴面修复方案。

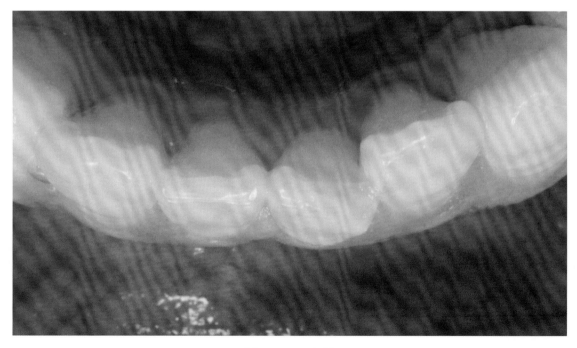

图 5-2-3    31 扭转

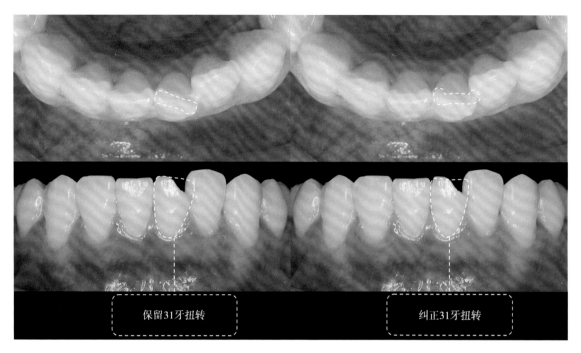

图 5-2-4　通过二维虚拟预告比选 31 是否纠正扭转

　　当基牙存在牙釉质缺损，须评估基牙粘接面的牙釉质面积与质量。例如，**图 5-2-5** 病例前牙因酸蚀导致唇面存在较大面积的牙釉质缺损，使用口内扫描设备进行口内扫描得到数字化口扫模型，采用数字化手段评估目标牙位酸蚀缺损区域的范围（**图 5-2-6**）：使用三维处理软件进行照片与口内扫描法获得的口扫数据拟合，并对口扫数据进行生成纹理操作，再将照片加载与口扫数据进行拟合，生成有图片纹理的数据；然后，创建样条边界，圈选酸蚀区域，从而分析计算得到相

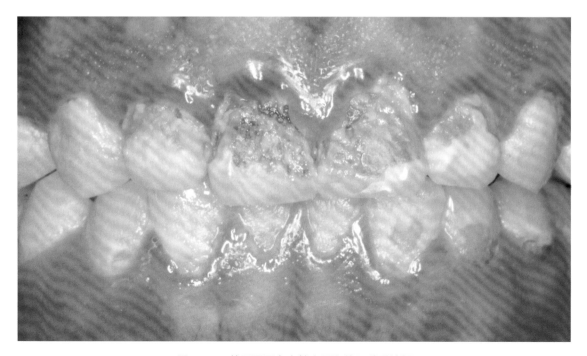

图 5-2-5　基牙唇面存在较大面积的牙釉质缺损

应面积数值,得到目标牙位唇面缺损区域牙釉质缺损面积比例(**图 5-2-7**)。根据缺损区域牙釉质缺损面积比例,12—22 唇面酸蚀牙釉质缺损面积已接近或超过 50%,其他牙位不超过 30%,根据唇面酸蚀牙釉质缺损面积,12—22 选用瓷全冠修复,13—14、23—24 瓷贴面修复。

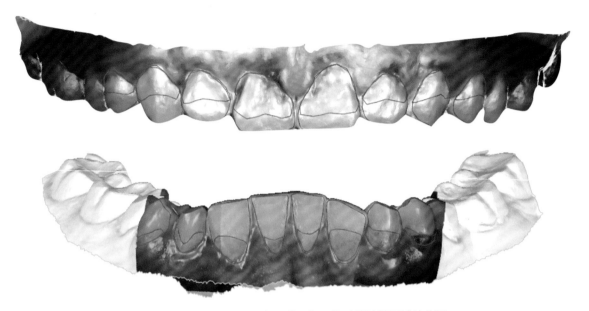

图 5-2-6　数字化口扫手段评估目标牙位酸蚀缺损区域的范围

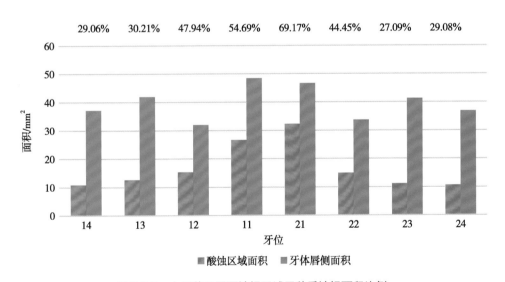

图 5-2-7　上颌前牙唇面缺损区域牙釉质缺损面积比例

　　瓷贴面的定深设计阶段,简单的瓷贴面修复病例可以使用二维照片进行二维的分析设计(**图 5-2-8**)。较复杂的多颗牙瓷贴面修复也可以采用数字化扫描设备获取患者口内牙列三维模型(**图 5-2-9**)及颜面部三维模型(**图 5-2-10**),在三维模型上进行虚拟蜡型设计(**图 5-2-11**)。三维模型数据也通过咬合关系拟合到虚拟𬌗架上,构建形成三维虚拟口腔患者模型(**图 5-2-12**);利用虚拟𬌗架模拟患者的下颌运动,辅助设计虚拟蜡型的咬合关系。

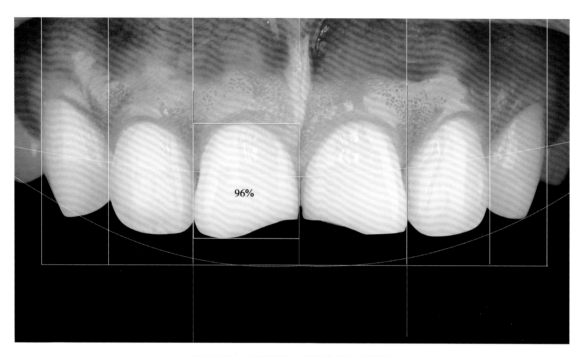

图 5-2-8 二维照片上进行美学分析设计

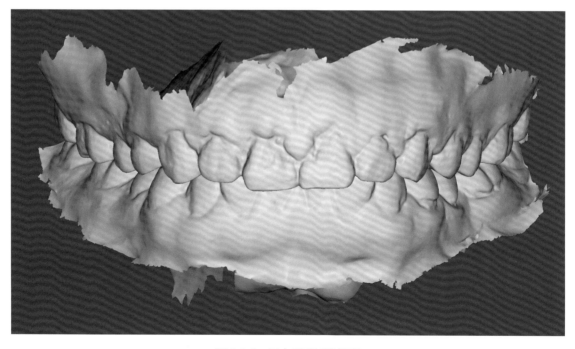

图 5-2-9 口内牙列三维模型

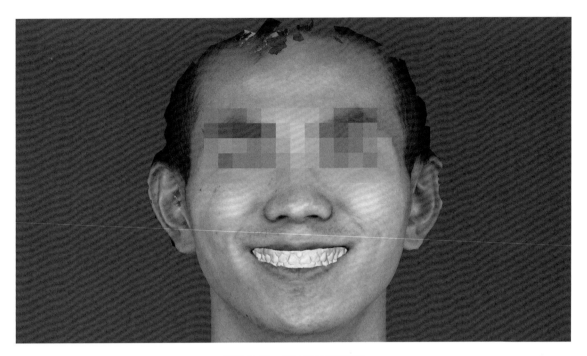

图 5-2-10　颜面部三维模型

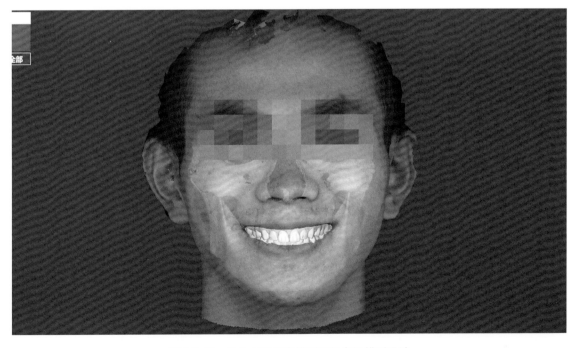

图 5-2-11　结合虚拟患者模型进行虚拟蜡型设计

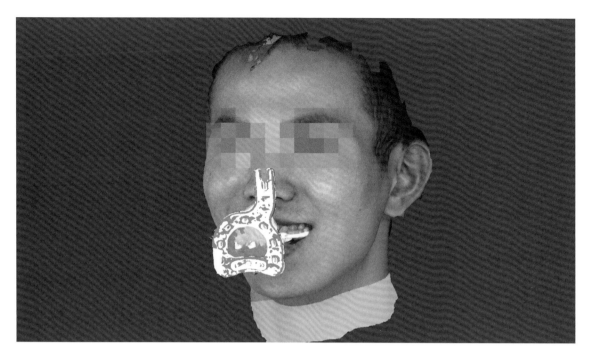

图 5-2-12　将咬合关系拟合到虚拟𬌗架上，构建形成虚拟患者模型

　　牙体预备的实质和目标是获得"目标修复空间"。在瓷贴面修复治疗中，根据患者的自身情况，通过美学设计、功能设计等得出目标修复体的形态和位置，为了达到这个形态和位置，需通过牙体预备预留出修复体空间。而根据 TRS 与原有牙体的空间位置关系，对瓷贴面进行 TRS 分类，包括第一类 ITRS（体内 TRS），指复制原有牙齿形态，所有目标修复空间在原有牙齿以内的类型；第二类 ETRS（体外 TRS），指增加突度、关闭间隙，绝大部分目标修复空间在牙齿以外的类型；第三类 MTRS（混合 TRS），指改变原有牙齿形态，部分目标修复空间在原有牙齿内的类型（**图 5-2-13**）。

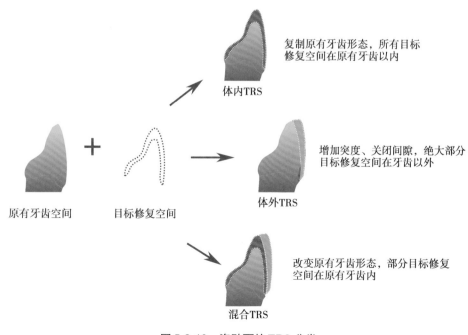

图 5-2-13　瓷贴面的 TRS 分类

基于 TRS 分类进行各位点预备深度的设计。目标修复空间也就是牙体预备预留出的修复体厚度，它等于蜡型厚度加上牙体预备深度（图 5-2-14）。在三维设计软件内，将虚拟蜡型与原始模型拟合，可以测量定深孔位点的虚拟蜡型厚度（图 5-2-15）。使用材料厚度要求减去各位点的蜡型厚度（图 5-2-16），即可计算出各位点需要预备的深度，完成精准的定深设计（图 5-2-17）。

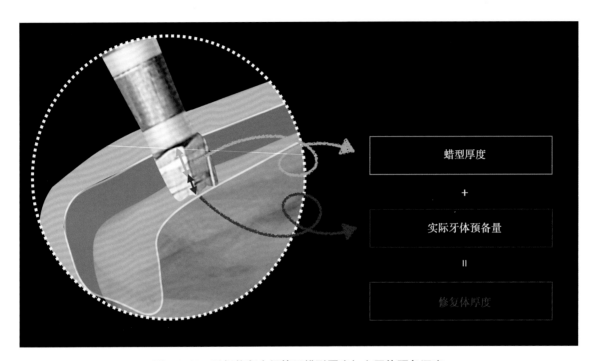

图 5-2-14　目标修复空间等于蜡型厚度加上牙体预备深度

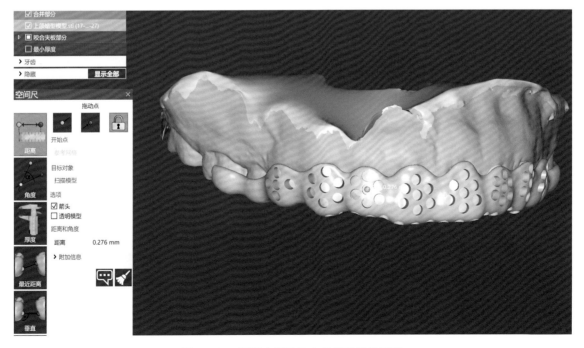

图 5-2-15　测量定深孔位点虚拟蜡型的厚度

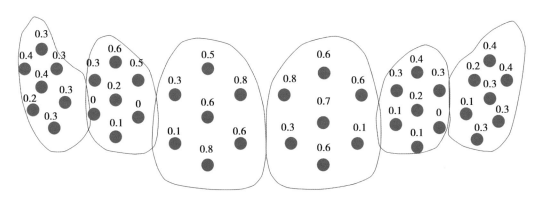

图 5-2-16 各位点的虚拟蜡型的厚度

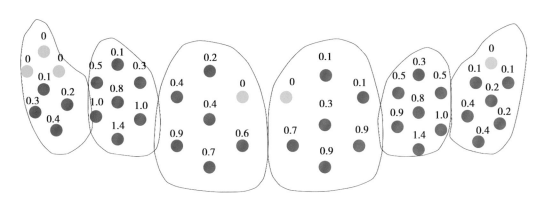

图 5-2-17 各位点的预备深度设计

## 三、瓷贴面修复的预备体定深

瓷贴面修复的预备体定深阶段，在虚拟诊断蜡型的基础上可以设计牙体预备定深导板，将导板数据发送到三维打印机，制作三维打印牙体预备定深导板。牙体预备过程中，通过三维打印牙体预备定深导板来辅助预备体切端及轴面预备深度的定深引导。先在口内试戴三维打印牙体预备定深导板，核查导板完全稳定就位（**图 5-2-18**）。在导板引导下制备定深孔，即用 HX-1 定深车针钻入导板的引导环，以预备基牙唇面及切端设计区域定深孔（**图 5-2-19**）。

使用铅笔将定深孔底涂黑标记（**图 5-2-20**），完成定深孔的深度引导。取下三维打印定深导板或称 TRS 牙体预备定深导板后，使用 HX-3 号钨钢切削抛光二合一车针预备磨除定深孔之间区域，孔底标记消失时指示预备深度达到设计深度，完成预备体预备深度的定深引导。

预备体边缘线的形态和宽度是由车针尖端引导的。排龈后使用直径为 0.6mm 的 HX-2 车针可以预备 0.3mm 宽的浅凹形边缘线，完成瓷贴面预备体的定深（**图 5-2-21**）。

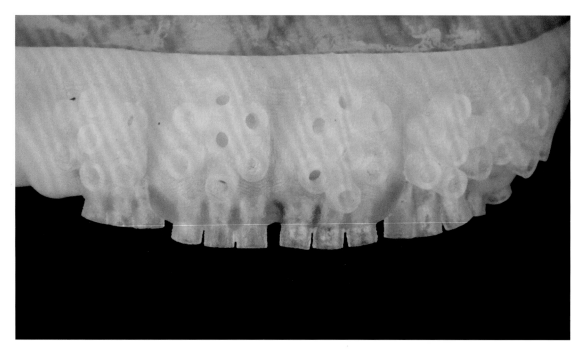

图 5-2-18  口内试戴三维打印牙体预备定深导板，核查导板完全稳定就位

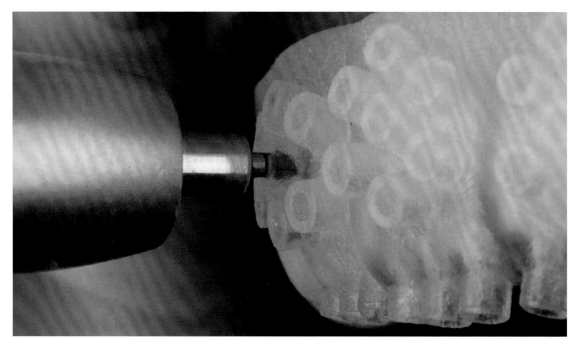

图 5-2-19  HX-1 定深车针钻入导板的引导环

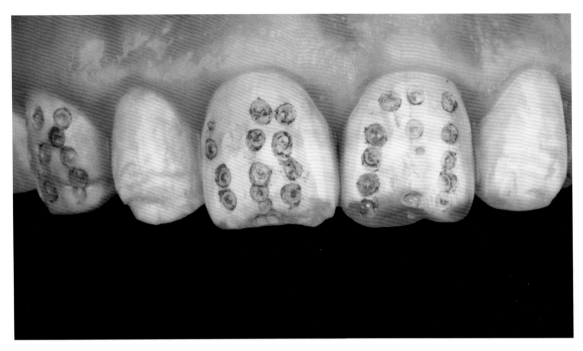

图 5-2-20 使用铅笔将定深孔底涂黑标记

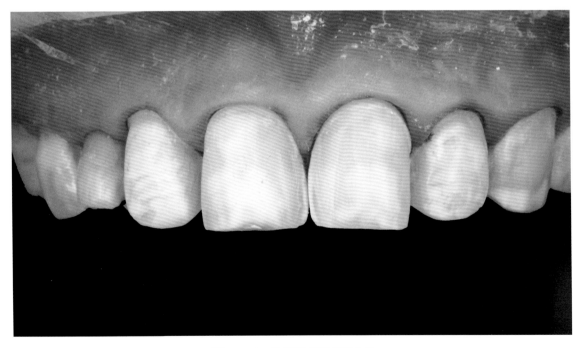

图 5-2-21 瓷贴面修复的预备体

### 四、瓷贴面修复的修复体控厚

瓷贴面修复的修复体控厚阶段，利用诊断蜡型辅助设计瓷贴面修复体的轮廓外形。预备体制备完成后，通过口内扫描仪或模型扫描仪获得数字化预备体模型，然后在三维设计软件内将数字化预备体模型与诊断蜡型的模型拟合（图 5-2-22），使用诊断蜡型的轮廓外形引导最终正式修复体的形态设计。

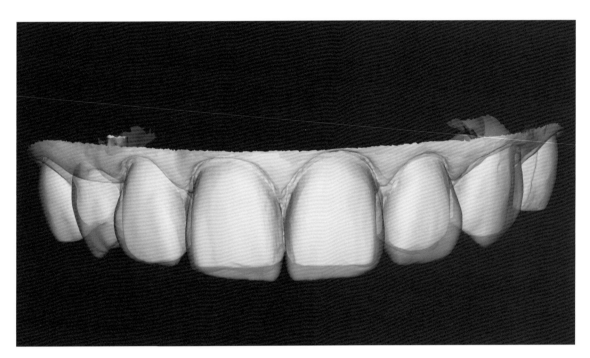

图 5-2-22　数字化预备体模型与诊断蜡型的模型拟合

最终修复体设计完成后，将修复体数据发送到切削机，切削制作的修复体可在模型上就位（图 5-2-23），检查修复体的边缘密合性、修复体形态及厚度。医、患、技均满意后，进行修复体染色和烧结（图 5-2-24），完成修复体的精准控厚。

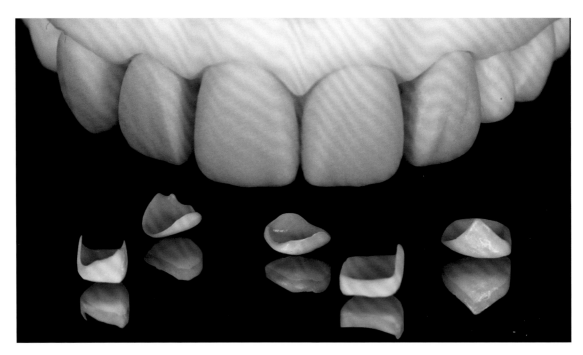

图 5-2-23　切削制作的修复体在模型上就位

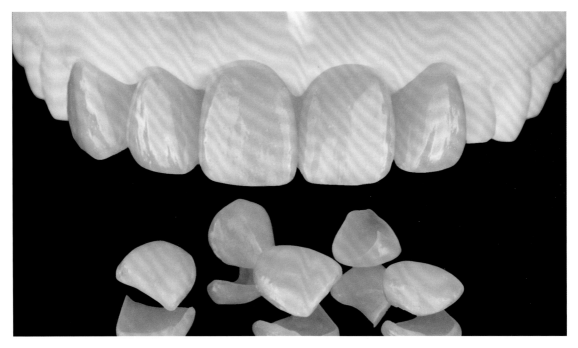

图 5-2-24　烧结制作完成后的贴面修复体

## 第三节

# 树脂贴面定深与控厚的临床路径

### 一、树脂贴面定深与控厚的临床与制作路径

树脂贴面修复包括定深设计及修复体控厚两个阶段（图 5-3-1）。相比于瓷贴面修复，树脂贴面修复对临床操作过程的要求更高，单次就诊使用直接修复技术完成 TRS 体积的精准转移是很大的挑战。

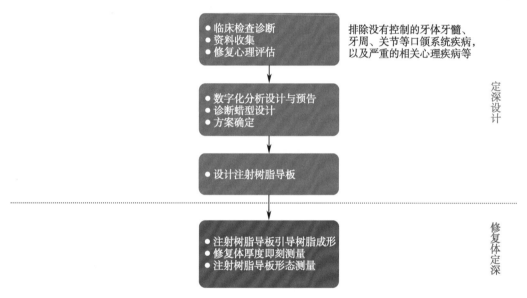

图 5-3-1　基于 TRS 与预备体轮廓空间位置关系来设计目标贴面修复体

在定深设计阶段，通过空间分析设计确定 TRS 体积轮廓位置，然后基于 TRS 轮廓位置设计注射树脂导板。在修复体控厚阶段，注射树脂导板引导控制树脂修复体的轮廓，实现 TRS 体积轮廓位置从虚拟蜡型到修复体的精准转移。

### 二、树脂贴面修复的 TRS 定深设计

树脂贴面的定深设计阶段，根据病史、临床检查、审美及心理分析，患者倾向微创的修复方案，为了尽可能保存牙体组织，医患沟通后确定树脂贴面修复为修复方案。与前述瓷贴面的美学分析设计相同，进一步行美学分析设计，医、患、技三方通过虚拟设计或 / 和实体诊断蜡型交流获得树脂贴面的轮廓外形，确定 TRS 体积轮廓（图 5-3-2）。然后，在虚拟诊断蜡型上设计注射树脂导板（图 5-3-3）。

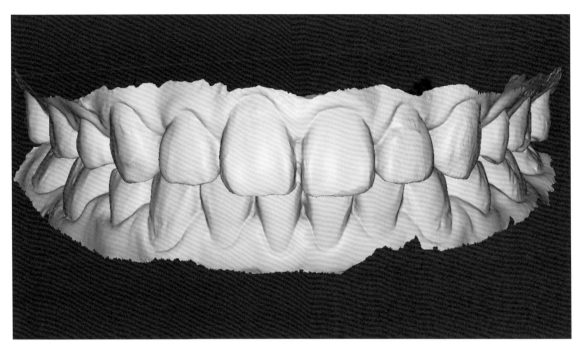

图 5-3-2　通过虚拟诊断蜡型交流获得树脂贴面的轮廓外形

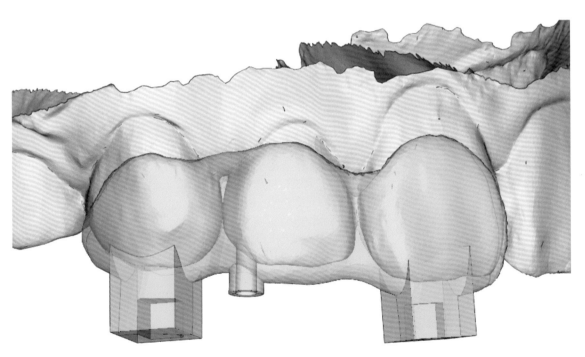

图 5-3-3　在虚拟诊断蜡型上设计注射树脂导板

　　根据患者口内情况,可以设计树脂分层塑形盖章导板,包括引导腭侧树脂背板成型的腭侧背板导板(**图 5-3-4**)、引导唇侧牙本质及牙釉质成型的唇侧牙本质色树脂导板(**图 5-3-5**)及唇侧牙釉质色导板(**图 5-3-6**)。将导板数据发送到三维打印机,分别制作三维打印树脂分层塑形盖章导板(**图 5-3-7**)。

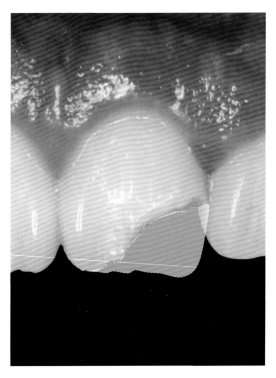
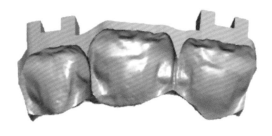

**图 5-3-4　腭侧树脂背板塑形导板**

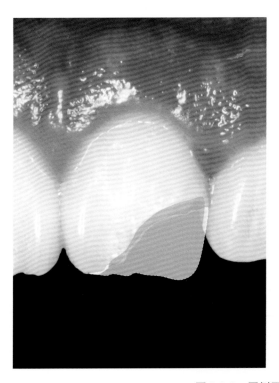
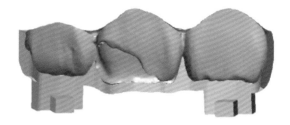

**图 5-3-5　唇侧牙本质色树脂塑形导板**

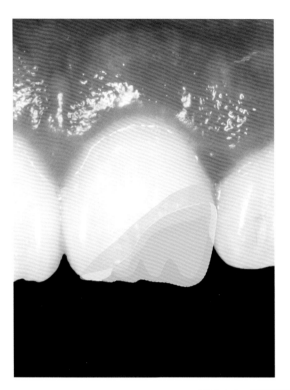
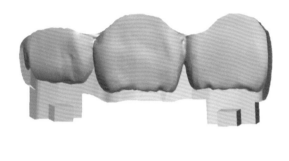

图 5-3-6　唇侧牙釉质色树脂塑形导板

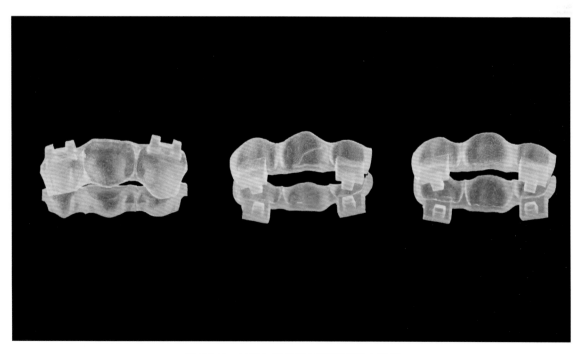

图 5-3-7　三维打印分层树脂塑形盖章导板

左：腭侧背板塑形导板；中：牙本质色树脂塑形导板；右：牙釉质色树脂塑形导板。

### 三、树脂贴面修复的修复体控厚

树脂贴面的修复体控厚阶段，为了实现树脂贴面修复体的精准控厚，使用注射导板引导控制树脂成型。橡皮障隔湿基牙后，试戴注射树脂导板，检查导板就位良好（**图 5-3-8**）。

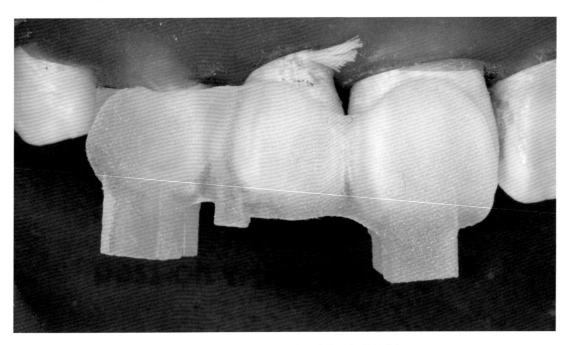

图 5-3-8  试戴注射树脂导板，检查导板就位良好

首先，在基牙上预备洞缘斜面，并使用 37% 磷酸酸蚀基牙表面，冲洗、干燥后使用粘接剂进行处理。然后，戴入注射树脂导板，从导板的注射孔注入流体树脂，从而利用导板引导流体树脂快速成型（**图 5-3-9**）。

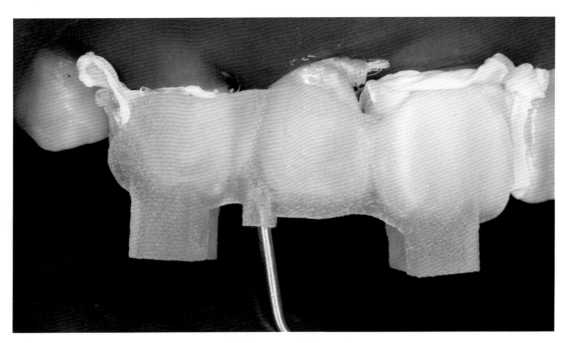

图 5-3-9  注射树脂导板引导流体树脂快速成型

分层盖章导板可以引导树脂的分层堆塑。基牙使用橡皮障隔湿后，表面酸蚀、冲洗、干燥，并使用粘接剂处理（**图 5-3-10**）。首先，在腭侧背板塑形导板引导及邻面成型片辅助下，堆塑薄层牙釉质树脂并形成背板状腭侧树脂层（**图 5-3-11**）。

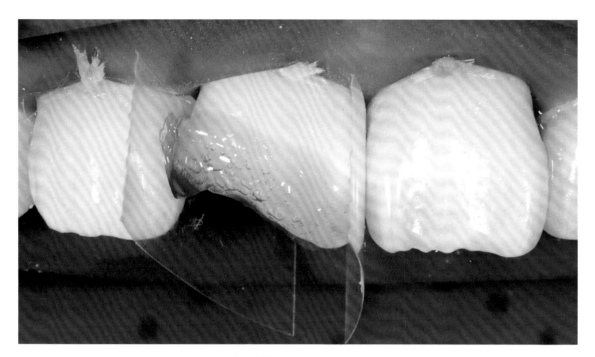

图 5-3-10　基牙在橡皮障隔湿下使用 37% 磷酸酸蚀

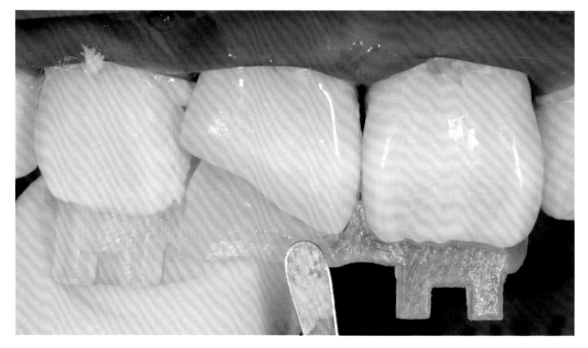

图 5-3-11　腭侧背板导板引导下，堆塑薄层牙釉质树脂形成背板状腭侧树脂层

在腭侧树脂背板上放置牙本质色树脂（图 5-3-12），再放置唇侧牙本质色树脂盖章塑形导板（图 5-3-13），在导板上轻柔加压利用导板盖章辅助牙本质色树脂成型，形成牙本质核（图 5-3-14）。

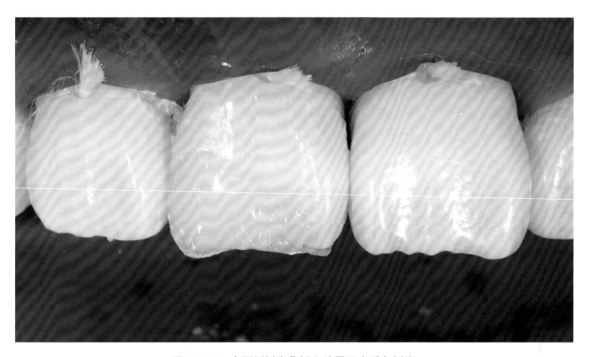

图 5-3-12　在腭侧树脂背板上放置牙本质色树脂

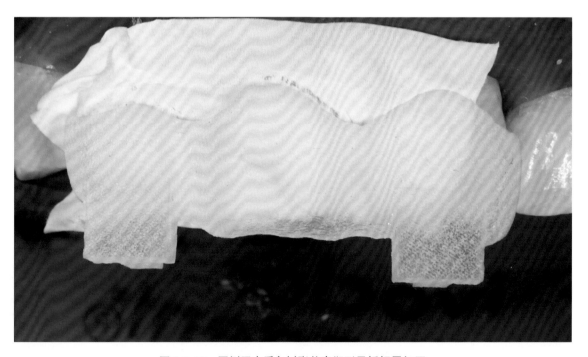

图 5-3-13　唇侧牙本质色树脂盖章塑形导板轻柔加压

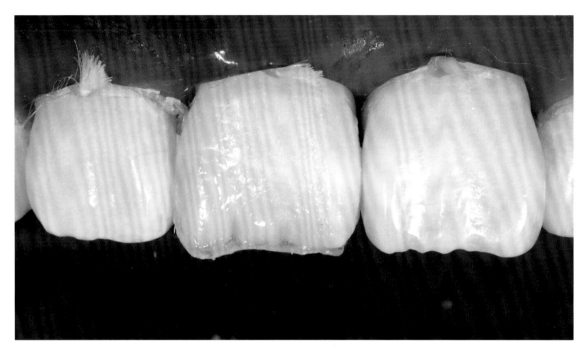

图 5-3-14 形成牙本质核

在牙本质核唇侧放置牙釉质色树脂(**图 5-3-15**),再放置唇侧牙釉质色树脂盖章塑形导板,轻柔加压利用导板盖章辅助表面牙釉质树脂成型(**图 5-3-16**),初步形成树脂贴面的外形轮廓(**图 5-3-17**);最后对修复体表面进行精修、抛光,完成树脂贴面的修复体控厚(**图 5-3-18**)。

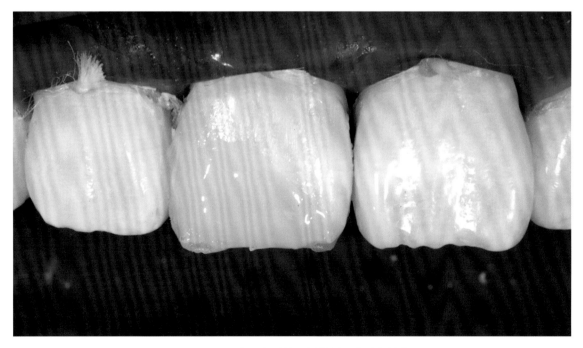

图 5-3-15 在牙本质核唇侧放置牙釉质色树脂

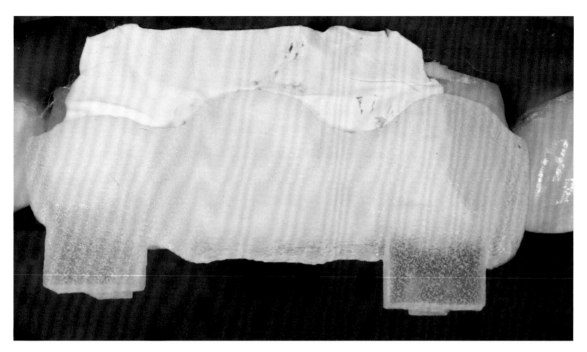

图 5-3-16　唇侧牙釉质色树脂盖章塑形导板轻柔加压

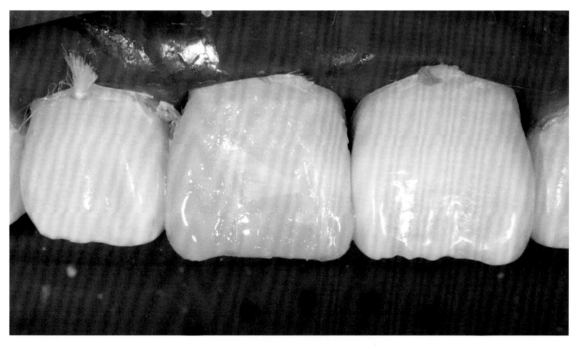

图 5-3-17　唇侧表面牙釉质色树脂成型

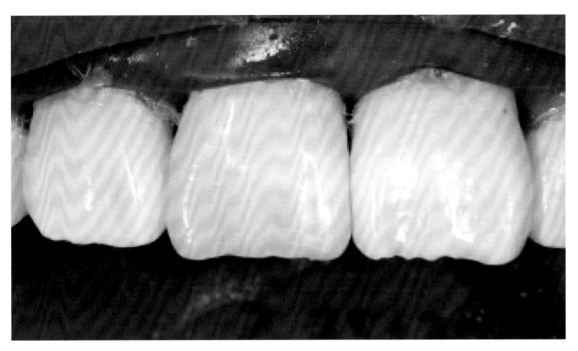

图 5-3-18　精修抛光后完成直接树脂正式修复

（于海洋　高　静）

# 参 考 文 献

1. 于海洋，李俊颖. 目标修复体空间的内涵、分析设计及临床转移实施. 华西口腔医学杂志，2015，33（2）：111-114.

2. SILVA B P D，STANLEY K，GARDEE J. Laminate veneers：Preplanning and treatment using digital guided tooth preparation. J Esthet Restor Dent，2020，32（2）：150-160.

3. 于海洋. 关于牙体预备里的数字追问：从目测经验类比到数字引导. 华西口腔医学杂志，2021，39（1）：9-19.

4. 贺锦秀，高静，刘春煦，等. 一种序列三维打印导板引导的瓷贴面分区粘接技术. 华西口腔医学杂志，2022，40（3）：365-369.

5. GAO J，JIA L M，TAN X，et al. Three-dimensional quantification of enamel preservation in tooth preparation for porcelain laminate veneers：a fully digital workflow in vitro study. Oper Dent，2022，47（2）：183-189.

6. ZHU J K，GAO J，JIA L M，et al. Shear bond strength of ceramic laminate veneers to finishing surfaces with different percentages of preserved enamel under a digital guided method. BMC Oral Health，2022，22（1）：3.

7. GAO J，HE J X，FAN L，et al. Accuracy of reduction depths of tooth preparation for porcelain laminate veneers assisted by different tooth preparation guides：an in vitro study. J Prosthodont，2021，31（7）：593-600.

8. 于海洋，岳莉，刘伟才，等. 瓷美学修复中预备体边缘与修复体边缘的专家共识. 华西口腔医学杂志，2022，40（2）：123-133.

9. 于海洋，罗天. 目标修复空间中的数量及数量关系在精准美学修复中的应用. 华西口腔医学杂志，2016，34（3）：223-228.

10. TAHA Y，RASLAN F，ALI A，et al. Guided tooth preparation device fabricated with a complete digital workflow：a dental technique. J Prosthet Dent，2021，125（2）：221.

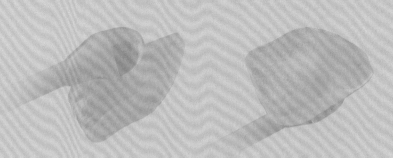

第六章

案析美学区瓷贴面修复中的定深与
控厚

瓷贴面是当前开展美学区贴面修复的主要修复方式。本章将通过 7 个典型病例,案析美学区瓷贴面修复的标准临床流程,详细介绍"形 - 色 - 心"三要素的统筹决策过程,以及审美分析对美容修复的价值。当然,案析讨论的技术重点肯定是如何进行预备体的定深与贴面修复体的控厚。

## 一、瓷贴面修复上颌前牙变色一例

患者女,24 岁。

主诉:上颌前牙牙齿缺损 10 年余,要求修复。

现病史:患者 10 年余前因外伤导致上颌中切牙牙体缺损,未行诊治,现至我院要求治疗。

既往史:患者否认有高血压、心脏病、糖尿病、免疫系统疾病等系统性疾病;否认有艾滋病、梅毒及乙肝等传染病史;否认有牙周治疗史、外科治疗史及颞下颌关节病史。否认有药物过敏史。

全身情况及家族史:无特殊。

口内检查:11 牙、21 牙切端牙体缺损,冷(-),探(-),叩(-)。全口卫生尚可,牙石(-),色素(-),牙龈未见明显红肿。咬合关系正常,开口度正常,无明显关节弹响等颞下颌关节症状(**图 6-0-1 ~ 图 6-0-3**)。牙髓活力测试:11 牙为 12,21 牙为 15,12 牙为 13,22 牙为 12。

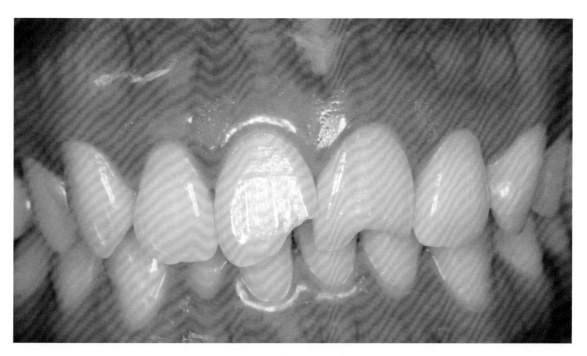

**图 6-0-1　患者初诊口内照**

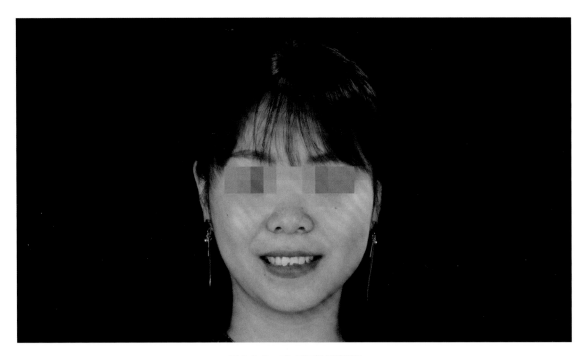

图 6-0-2　患者初诊面部照

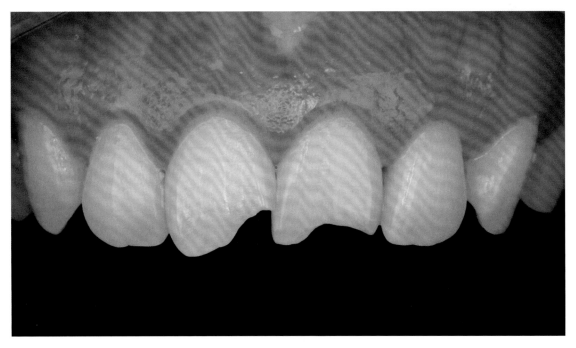

图 6-0-3　患者初诊口内上颌前牙黑背景照

X线片示：11牙、21牙根管内未见高密度充填影像，根尖周组织未见明显低密度影像（图6-0-4）。

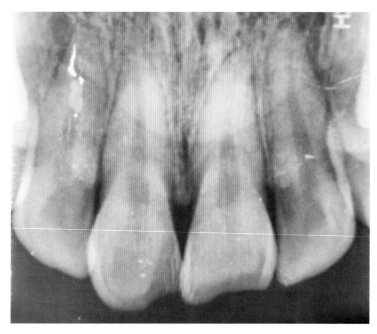

**图6-0-4　X线片示11牙、21牙根尖周组织未见明显异常**

治疗方案：该病例采用的是前述第五章美学区贴面修复定深控厚的临床与制作路径，主要核心步骤包括定深设计、预备体定深及修复体控厚三个阶段。

**1. 定深设计阶段**

（1）诊断蜡型与目标修复空间设计：根据口内及影像学检查，可诊断该患者为"11、21牙体缺损"。根据前述口内检查与数字美学分析可知，11牙及21牙存在不超过冠中1/2的切端区域的牙体缺损，不需要大幅度改形，能得到足够的牙釉质粘接面积，且目标牙颜色与基牙颜色差异较小。该患者牙齿缺损10年余，自觉无美观问题，对牙齿美观的忧虑程度低，现仅要求按照解剖生理共识性标准修复牙齿外形，无额外的审美需求，其口腔美容修复期望值为4分，属常规修复患者。为了尽可能保存剩余牙体组织，并解决11牙、21牙牙体缺损的美学需求，经与患者细致沟通后，建议行11、21牙Ⅱ型I3-L3-G1混合TRS型间接修复玻璃陶瓷贴面（图6-0-5）。

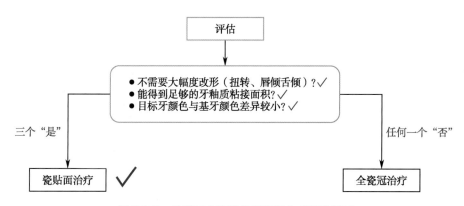

**图6-0-5　美学区主要瓷美学修复方式的决策树**

使用数字照片进行数字化（虚拟）线面设计（digital line-plane design，DLD）（**图6-0-6**）；根据颜面与口腔的美学线面关系分析，在数字化照片上进行目标修复体轮廓外形的虚拟设计（**图6-0-7**），进一步制作实体诊断蜡型，经医、患、技交流后获得瓷贴面的轮廓外形，确定TRS体积轮廓（**图6-0-8**）。

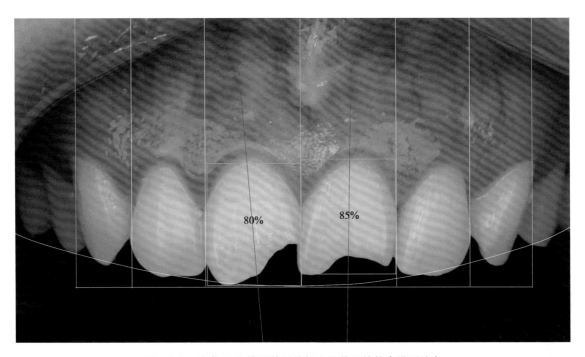

图6-0-6 美学DLD线面关系分析上颌前牙的轮廓排列特点

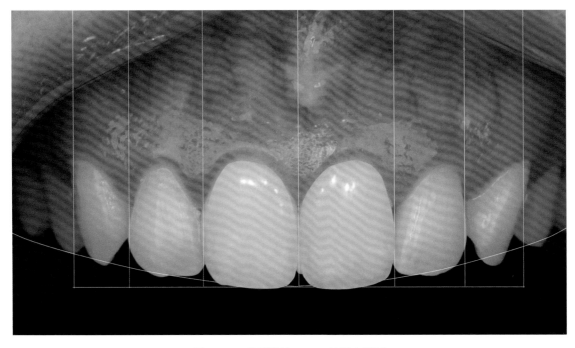

图6-0-7 虚拟设计11、21的轮廓排列

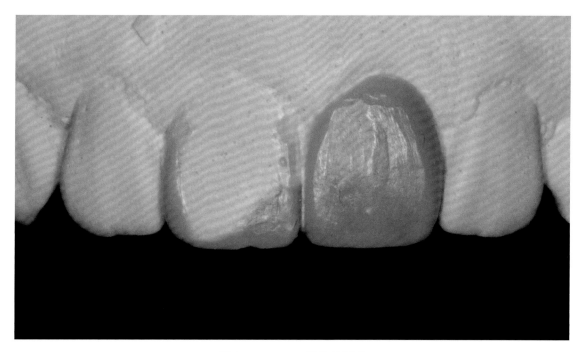

**图 6-0-8　11、21 的诊断蜡型**

（2）预备深度设计：将诊断蜡型和原始牙模型拟合，根据空间分析选择贴面修复体的材料，选择单层色玻璃陶瓷作为瓷贴面修复材料（**图 6-0-9**）。结合已有空间及修复材料的最小厚度要求，设计预备体各部位需要的预备深度（**图 6-0-10**），预备体的预备深度为 0.3～0.8mm，牙体预备阶段选择定深车针引导预备深度。

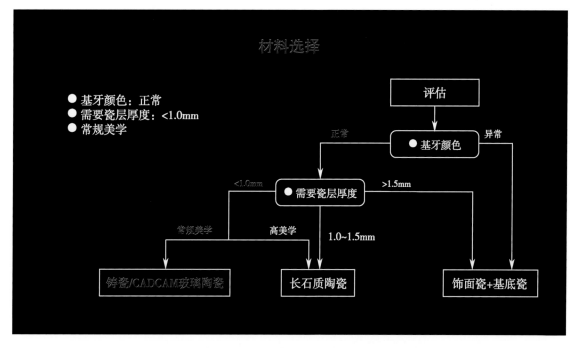

**图 6-0-9　根据空间大小选择对应的贴面修复体的材料**

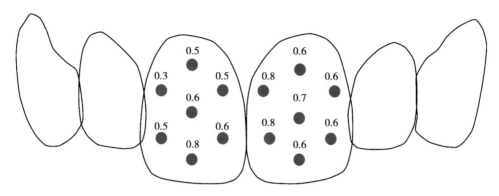

图 6-0-10　11、21 牙预备体唇面各部位需要的预备深度

**2. 预备体定深阶段**　根据术前设计的预备深度，使用 HX-1 定深车针制备定深孔，并使用测量杆核查定深孔的深度达到设计深度（**图 6-0-11**）。定深孔底部经铅笔描记后（**图 6-0-12**），使用定深孔辅助引导唇面预备的预备深度，实现 TRS 体积从虚拟设计到预备体的精准转移（**图 6-0-13**）。

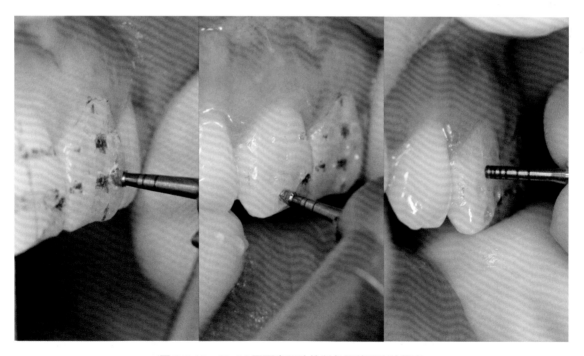

图 6-0-11　11、21 唇面定深孔的制备及其深度的核查

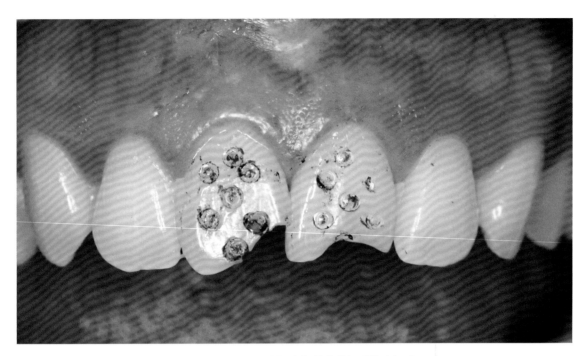

图 6-0-12    11、21 唇面上铅笔尖描记后的定深孔

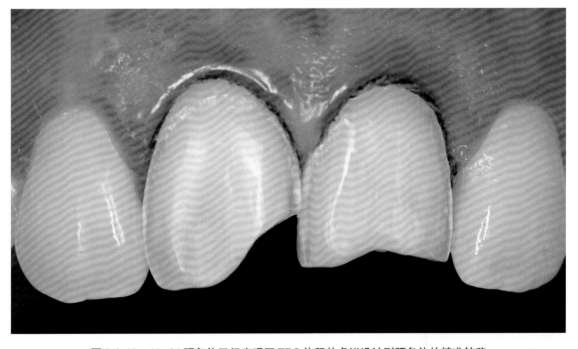

图 6-0-13    11、21 预备体已经实现了 TRS 体积从虚拟设计到预备体的精准转移

**3. 修复体控厚阶段**　由实体蜡型推导得出 TRS 的轮廓空间外边界，引导瓷贴面修复体的设计与制作（图 6-0-14）。

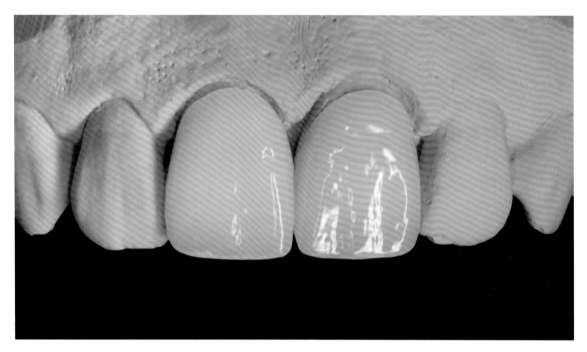

图 6-0-14　11、21 实体蜡型引导下制作的瓷贴面修复体

修复体制作完成后在口内试戴修复体，患者对颜色、形态等均满意；橡皮障隔湿目标牙体，预备体与瓷贴面修复体分别处理后完成最终粘接（图 6-0-15）。

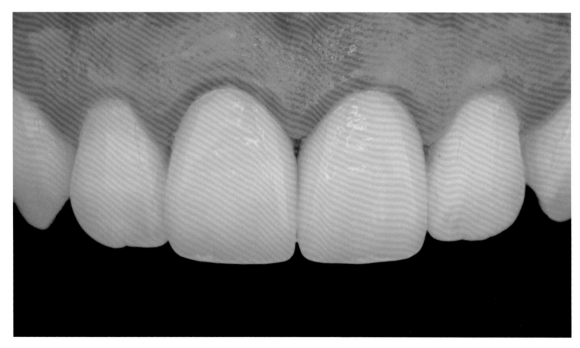

图 6-0-15　11、21 修复后口内照片（拆除橡皮障后龈缘有少量损伤）

　　修复完成后 1 周复诊，11、21 瓷贴面修复体的美学与功能良好，基牙的牙体牙髓及牙周情况稳定（图 6-0-16）。

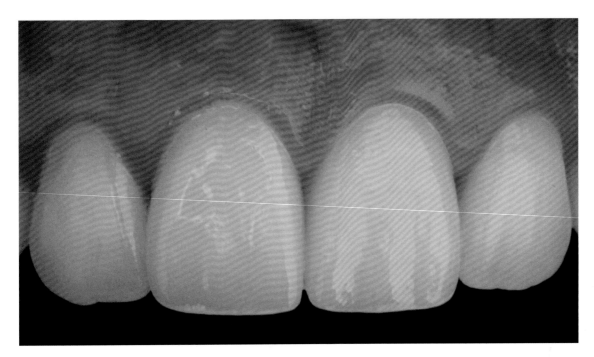

图 6-0-16　11、21 修复后 1 周后的口内照片

　　修复完成后一年复诊，瓷贴面修复体及基牙情况稳定（图 6-0-17）。

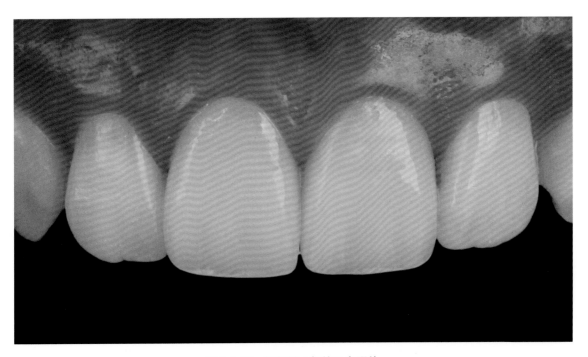

图 6-0-17　修复后 1 年的口内照片

## 二、硅橡胶定深指示导板引导前牙美学修复一例

患者女,32 岁。

主诉:前牙颜色不美观 10 年余。

现病史:患者 10 年余前牙齿萌出后发现颜色不美观,现需改善牙齿美观问题来我科要求修复。

既往史:患者否认有牙周治疗史及其他口腔专科治疗史;否认有心血管疾病、糖尿病等系统病史,否认有过敏史。

全身情况及家族史:无特殊。

口内检查:前牙见白垩色斑块。21 牙颈部,22 牙远中切端,31 牙、32 牙切端,42 牙、43 牙唇面牙体缺损,冷(−),探(−),叩(−)。全口卫生一般,牙石(+),色素(−),牙龈未见明显红肿(图 6-0-18)。

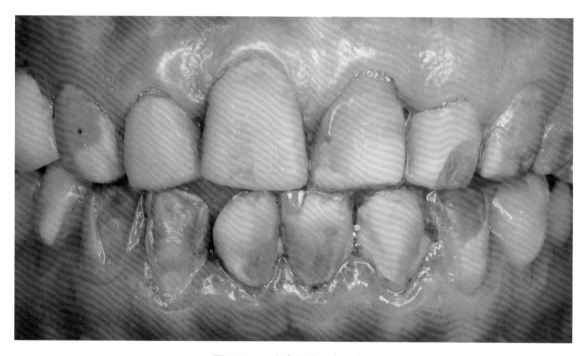

图 6-0-18 患者初诊口内咬合照

治疗方案:根据前述章节的瓷贴面修复定深控厚临床与制作路径,包括定深设计、预备体定深及修复体控厚三个阶段。

### 1. 定深设计阶段

(1)诊断蜡型与目标修复空间设计:根据患者主诉、现病史及既往史等,结合颌面部及口内检查,可诊断该患者为四环素牙。根据前述口内检查与数字美学分析可知,口内牙不存在超过冠中 1/2 的牙体缺损,患者不需要大幅度改形纠正下颌前牙扭转(图 6-0-19),能得到足够的牙釉质粘接面积。患者对前牙美观无特殊需求,对牙齿美观的忧虑程度较低,其口腔美容修复期望值为 4 分,属于常规美学修复患者,故目标牙颜色与基牙颜色差异较小。经与患者沟通后,建议行 13—24、34—43 牙 Ⅱ 型 I3-L3-G1 混合 TRS 型间接修复玻璃陶瓷贴面。

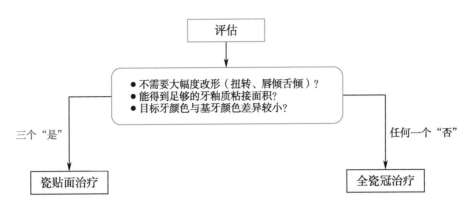

图6-0-19    根据瓷贴面与瓷全冠选择的决策树选择修复方案

根据线面法则,使用软件进行美学线面关系分析设计(图6-0-20),并根据美学分析设计在模型上制作实体诊断蜡型(图6-0-21);利用三维的诊断蜡型使用硅橡胶材料翻制印模后,可以利用硅橡胶印模使用自凝树脂制作诊断饰面,进行美学修复效果的口内预告(图6-0-22);经医、患、技交流比选后获得瓷贴面的轮廓外形,进一步确定TRS体积轮廓。

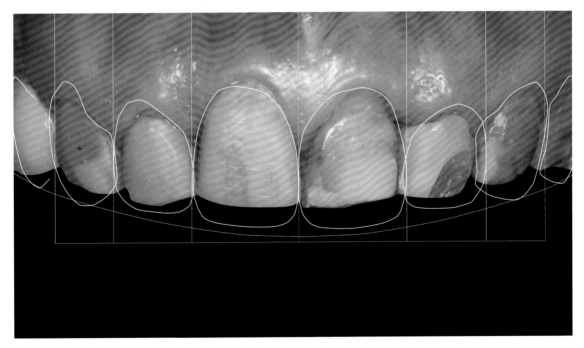

图6-0-20    美学线面关系分析设计

(2)预备深度设计:将诊断蜡型和原始牙模型拟合,根据空间分析选择贴面修复体的材料,选择基底瓷结合饰面瓷作为瓷贴面修复材料(图6-0-23)。结合已有空间及修复体厚度要求计算需要预备的深度。同时,在实体蜡型上可以使用硅橡胶材料制作硅橡胶牙体预备定深指示导板。根据临床设计和需要,分别制作切端硅橡胶定深指示导板(图6-0-24)及唇侧硅橡胶定深指示导板(图6-0-25)。

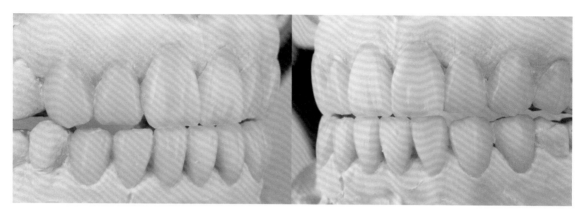

图 6-0-21　实体诊断蜡型

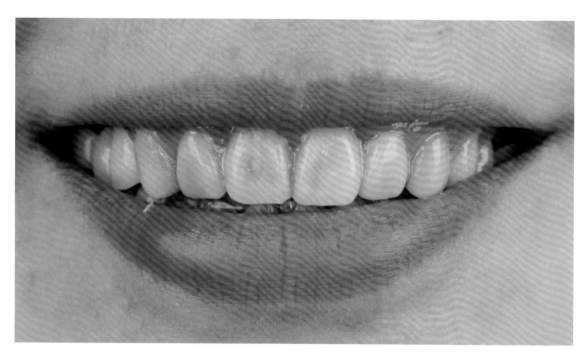

图 6-0-22　口内预告目标轮廓外形

基牙颜色：异常
需要瓷层厚度>1.5mm

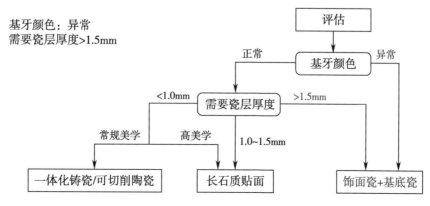

图 6-0-23　瓷贴面修复材料选择

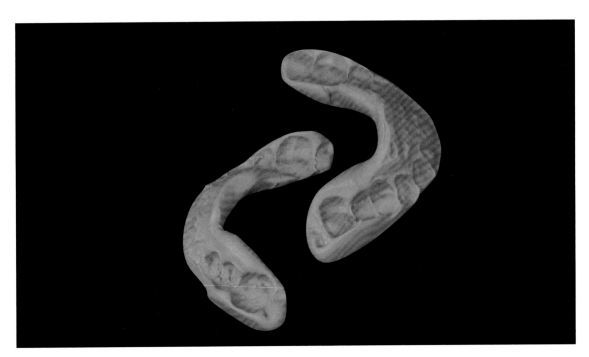

图 6-0-24　切端硅橡胶定深指示导板

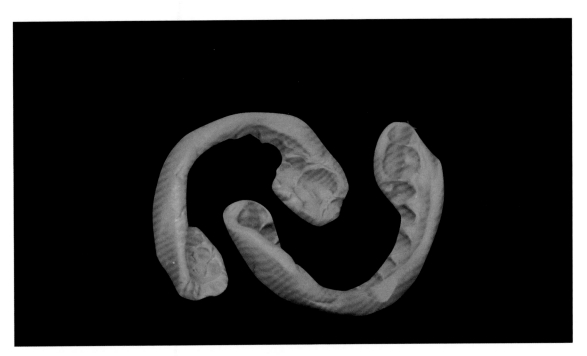

图 6-0-25　唇侧硅橡胶定深指示导板

**2. 预备体定深阶段**　牙体预备过程中,分别将唇面及切端硅橡胶定深指示导板在口内试戴,检查是否完全就位。然后将切端硅橡胶定深指示导板就位于牙列上,可以显示切端目标修复空间的轮廓(**图 6-0-26**),从而评估切端牙体预备的深度是否达到设计深度。同理,唇侧硅橡胶定深指示导板可以显示唇面目标修复空间的轮廓,核查牙体预备的深度,并且可以分层切割以便于评估颈部、中部及切端的不同预备深度( **图 6-0-27** )。反复使用硅橡胶定深指示导板辅助测量已获得的预备量,直至达到预先设计的预备深度。

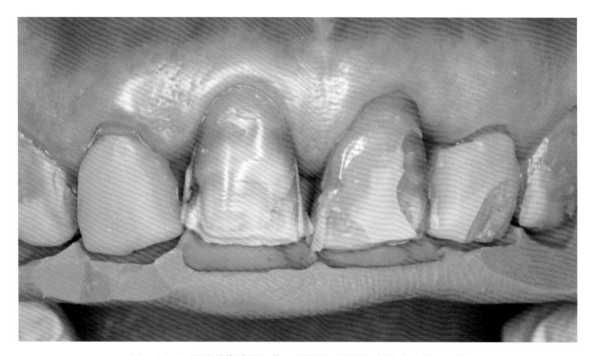

图 6-0-26　切端硅橡胶定深指示导板显示切端目标修复空间的轮廓

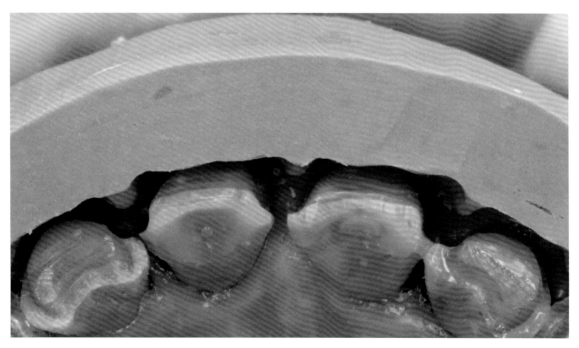

图 6-0-27　唇侧硅橡胶定深指示导板显示唇面目标修复空间的轮廓

**3. 修复体控厚阶段**    修复体制作阶段,使用诊断蜡型引导瓷贴面修复体的设计与制作,制作完成的修复体在口内试戴,患者对颜色、形态等均满意后,进行最终粘接,完成正式修复(图6-0-28)。

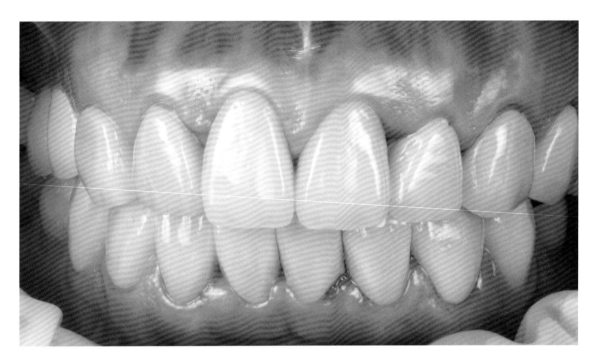

图 6-0-28    修复后口内咬合照

## 三、透明压膜预备定深导板引导上颌前牙瓷贴面修复一例

患者女,22 岁。

主诉:上中切牙缺损 6 个月。

现病史:患者 6 个月前右上颌中切牙因外伤缺损,现未觉冷热刺激或自发痛等症状,来我科要求修复。

既往史:患者否认有牙周治疗史及其他口腔专科治疗史;否认有心血管疾病、糖尿病等系统病史,否认有过敏史。

全身情况及家族史:无特殊。

口内检查:11 切端缺损,冷(-),探(-),叩(-),无明显松动度,未见露髓孔。全口卫生尚可,牙石(-),色素(-),牙龈未见明显红肿(图6-0-29)。行牙髓活力测试,结果显示 11 牙为 39,21 牙为 28,12 牙为 10。

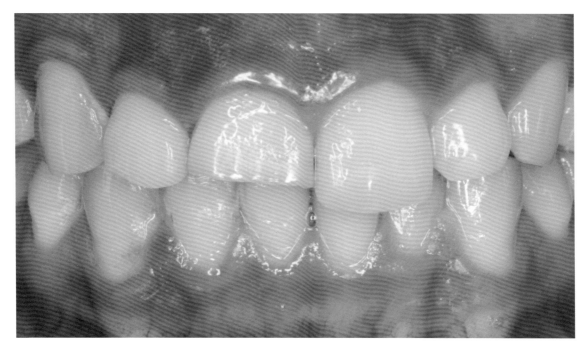

图 6-0-29　修复前口内咬合照

数字化 X 线片显示，11 牙冠低密度影，根管内未见高密度充填影像，根尖周组织未见明显阴影（图 6-0-30）。

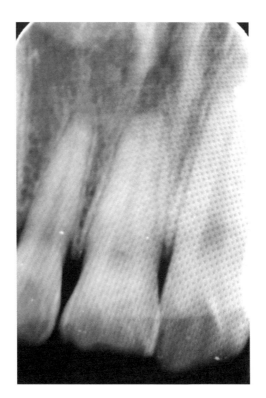

图 6-0-30　影像学检查显示 11 牙冠低密度影

治疗方案：根据前述章节的瓷贴面修复定深控厚的临床与制作路径，包括定深设计、预备体定深及修复体控厚三个阶段。

**1. 定深设计阶段**

（1）诊断蜡型与目标修复空间设计：根据病史、口内检查及辅助检查，可诊断该患者为 11 牙体缺损。根据前述口内检查与数字美学分析可知，11 存在不超过冠中 1/2 的牙体缺损，患者不需要大幅度改形纠正上颌前牙扭转，能得到足够的牙釉质粘接面积，且目标牙颜色与基牙颜色差异较小。因此选择 11 牙Ⅱ型 I3-L3-G1 混合 TRS 型间接修复玻璃陶瓷贴面。该病例主诉涉及的中切牙对患者社交生活的影响较大，结合患者年龄为青少年，故患者对牙齿美观的忧虑程度较高；患者对修复的美观期望值为 5 分，该患者为常规美学患者。

美学线面关系分析发现 11 与对侧 21 比例不对称，根据口腔美学分析进行口腔美学设计（图 6-0-31）；根据美学分析设计制作实体诊断蜡型，经医、患、技交流比选后获得瓷贴面的轮廓外形，进一步确定 TRS 体积轮廓。

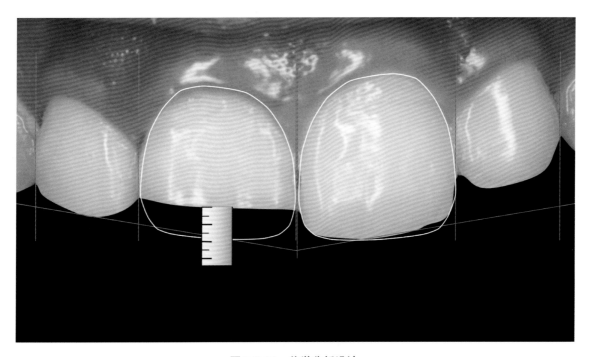

图 6-0-31　美学分析设计

（2）预备深度设计：首先在诊断蜡型的基础上，采用牙科透明膜片压制压膜透明导板（图 6-0-32），测量并记录压膜透明导板厚度为 0.5mm。根据 11 牙二硅酸锂玻璃陶瓷切端对接贴面的修复设计，结合生物学、美学和材料力学等因素，11 需要的瓷层空间厚度为切端 2.5mm，唇面 0.3～0.5mm；预备体形态设计为切端对接、邻面保存触点设计；龈缘边缘线设计为 135° 0.3mm 的齐平龈缘浅凹状边缘线设计。

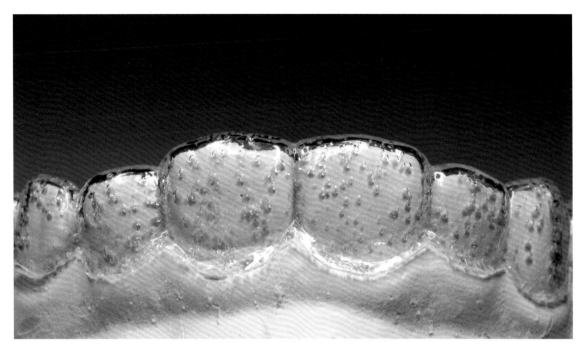

图 6-0-32　在诊断蜡型上制作压膜透明导板

**2. 预备体定深阶段**　口内试戴压膜透明预备定深导板，检查导板完全稳定就位（**图 6-0-33**）。在导板的目标牙位唇面标记定深位点（**图 6-0-34**），然后使用 HX-1 定深车针于定深位点钻入以制备定深孔（**图 6-0-35**），定深车针没入导板的深度设计为 TRS 导板厚度（0.5mm）与该位点修复材料设计厚度之和。使用 HX-6 深度测量杆测量定深位点的深度（**图 6-0-36**）。当测量杆没入深度达到设计的没入深度时，该部位定深孔的深度即达到设计深度。

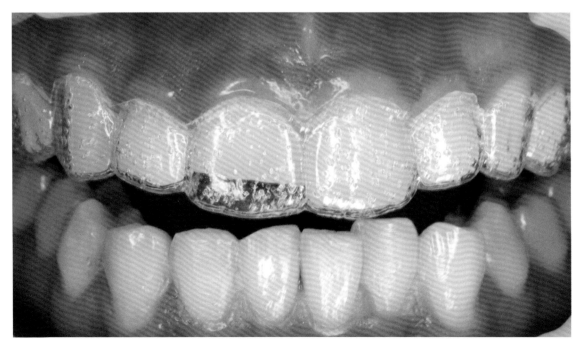

图 6-0-33　检查导板完全就位

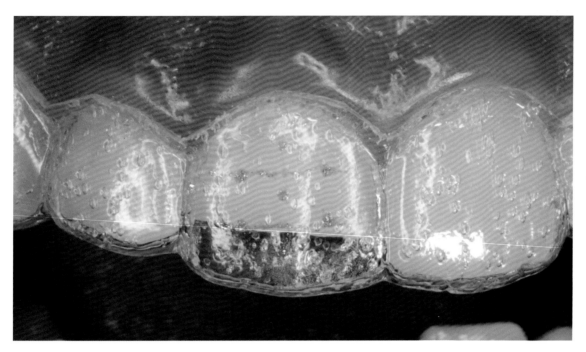

图 6-0-34　导板表面标志定深位点

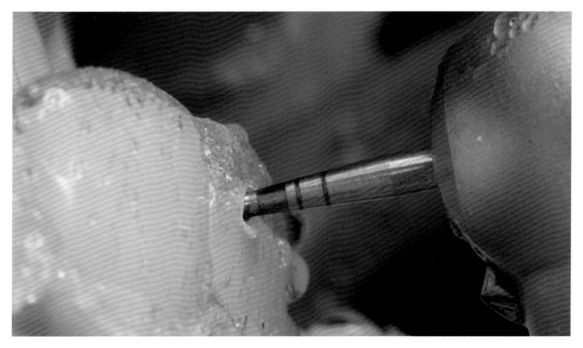

图 6-0-35　定深孔制备

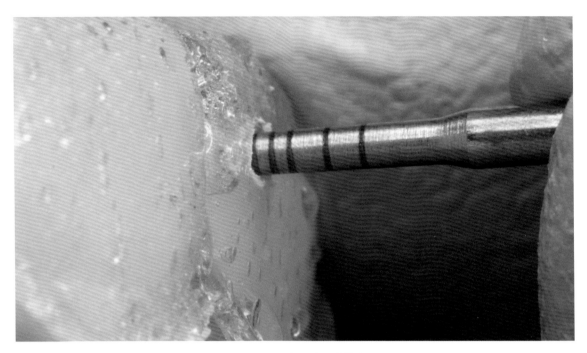

图 6-0-36 定深孔深度核查

取下压膜透明导板后，使用铅笔在 11 唇面的定深孔底做标记（**图 6-0-37**）。在定深孔的引导下完成 11 牙瓷贴面的唇面预备（**图 6-0-38**），然后使用 HX-2 车针完成 11 的边缘线预备（**图 6-0-39**）。

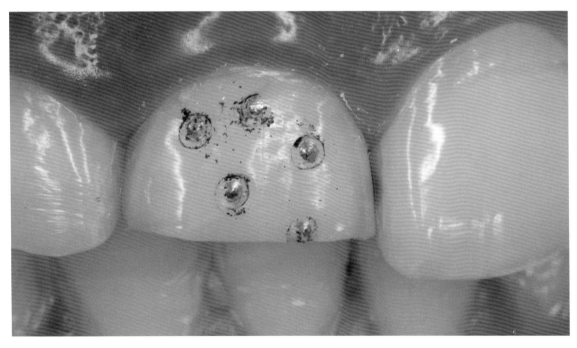

图 6-0-37 定深孔底描记

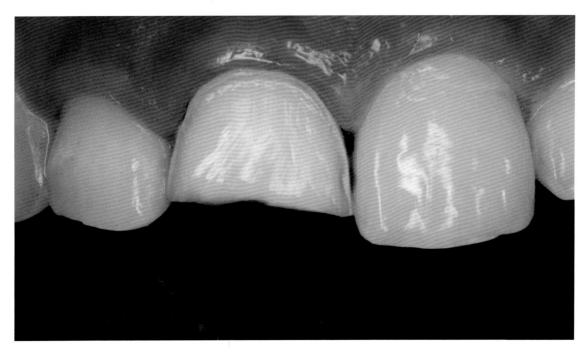

图 6-0-38　在定深孔的引导下完成 11 瓷贴面的唇面预备

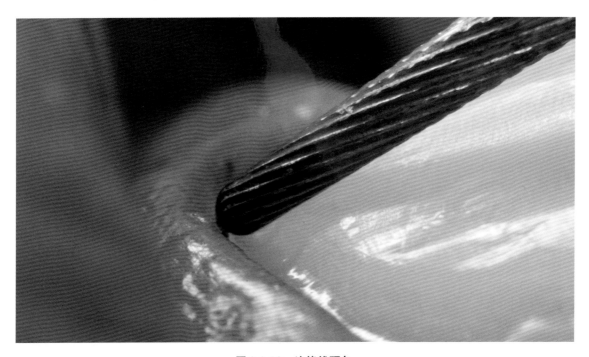

图 6-0-39　边缘线预备

**3. 修复体控厚阶段**　诊断蜡型引导瓷贴面修复体的设计与制作,制作完成后于口内试戴正式修复体( **图 6-0-40** ),医、患、技均满意后于橡皮障隔湿下完成修复体的粘接( **图 6-0-41** ),光固化后抛光,最终完成瓷贴面修复( **图 6-0-42** )。

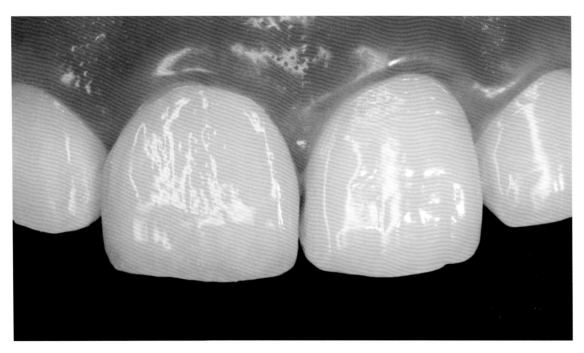

图 6-0-40　口内试戴修复体

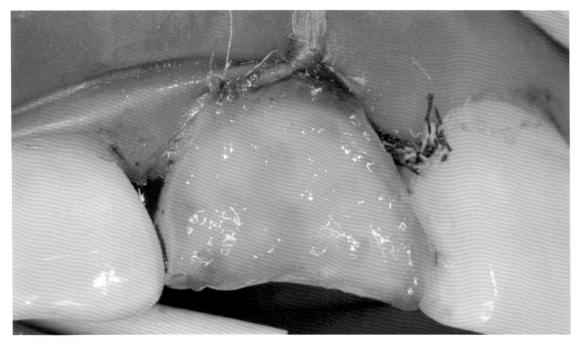

图 6-0-41　橡皮障隔湿下进行修复体的粘接

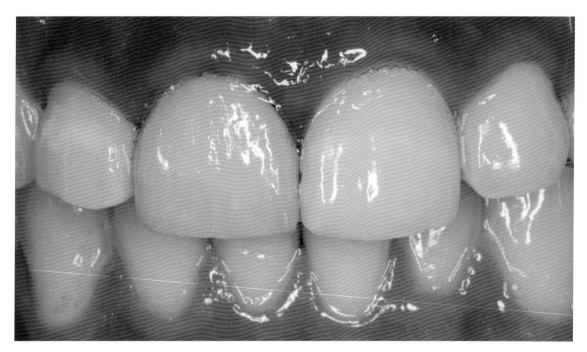

图 6-0-42　修复后口内咬合照

修复完成后 3 年复诊( 图 6-0-43 ),贴面修复体保持长期稳定的美学效果,牙体牙髓及牙周状况良好。

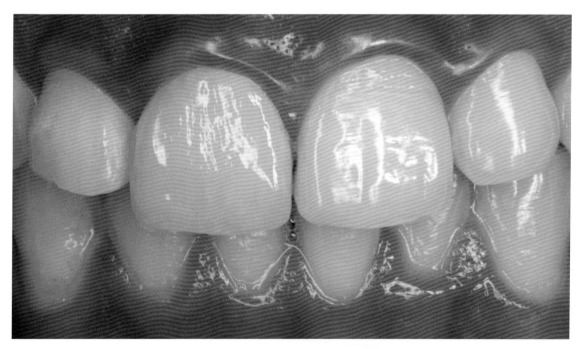

图 6-0-43　修复后 3 年口内咬合照

### 四、透明压膜预备定深导板引导美学区四环素牙瓷贴面修复一例

患者女,40岁。

主诉:前牙颜色异常30年余。

现病史:患者牙齿萌出后发现前牙牙色异常,现因前牙美观问题来我科要求修复治疗。

既往史:曾于外院行牙体牙髓治疗史,无牙周治疗史、外科治疗史及颞下颌关节病史。无药物过敏史。患者否认有牙周治疗史及其他口腔专科治疗史;否认有心血管疾病、糖尿病等系统病史,否认有过敏史。

全身情况及家族史:无特殊。

口内检查:口内牙颜色异常,前牙未见明显牙体缺损,冷(−),探(−),叩(−),无明显松动度。25殆面见银汞合金充填体,16、26、36、46殆面树脂充填体,充填体边缘均未见渗漏。全口卫生尚可,牙石(−),色素(−),牙龈未见明显红肿(图6-0-44)。

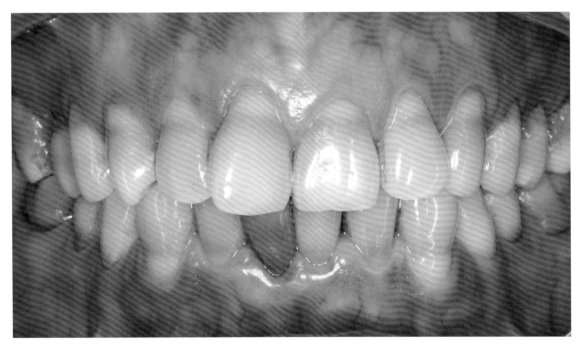

图6-0-44 修复前口内咬合照

治疗方案:根据前述章节的瓷贴面修复定深控厚临床与制作路径,包括定深设计、预备体定深及修复体控厚三个阶段。

**1. 定深设计阶段**

(1)诊断蜡型与目标修复空间设计:根据病史及口内检查,可诊断该患者为四环素牙。根据前述口内检查与数字美学分析可知,该病例美学区存在美学区上下颌牙色异常、11与22轻度扭转等颜色与形态问题。可选择15—25、35—45的全瓷冠修复或瓷贴面修复。全瓷冠修复的固位

性与遮色能力最佳，但存在牙体预备量较大，瓷贴面修复的牙体预备量较小，通过全牙釉质面粘接可获得较好的固位力。该病例前牙不存在超过冠中 1/2 的牙体缺损，患者不需要大幅度改形纠正上颌前牙扭转，能得到足够的牙釉质粘接面积，且目标牙颜色与基牙颜色差异较小。因此经与患者密切沟通后，建议行 15—25、35—45 牙Ⅱ型 I4-L3-G1 混合 TRS 型间接修复玻璃陶瓷贴面修复，修复体选择双层瓷结构，基底瓷选用遮色瓷材料。

由于患者主诉涉及全美学区牙位，且该患者演员职业对美学区牙位颜色及形态要求较高；患者对牙齿美观的忧虑程度较高，患者对修复的美观期望值为 8 分，该患者为高难美学患者。

进一步行美学线面关系分析发现上下颌牙色异常，牙冠牙釉质呈灰白色云雾状；上颌前牙美学区牙龈曲线不调，11 牙龈退缩明显，牙冠中度扭转；15 牙内倾；22 轻度扭转，与对侧同名牙形态不对称；41 牙冠变色明显等形态及颜色问题。根据美学线面分析，使用正面黑底板照进行美学设计（图 6-0-45），结合 DLD 轮廓分析见 15—25、35—45 中 11、21、22 为混合 TRS 分类，其余修复牙位为体内 TRS 分类；根据美学分析设计制作实体诊断蜡型（图 6-0-46），经医、患、技交流比选后获得瓷贴面的轮廓外形，进一步确定 TRS 体积轮廓。

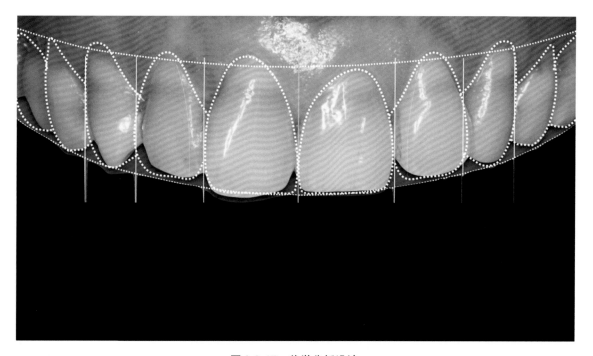

图 6-0-45    美学分析设计

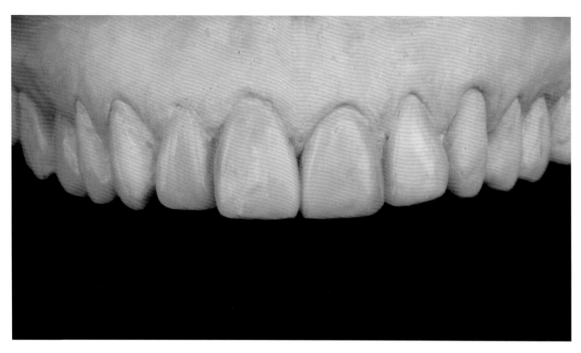

图 6-0-46　实体诊断蜡型

（2）预备深度设计：在诊断蜡型上使用牙科透明膜片压制压膜透明导板（**图 6-0-47**），测量并记录压膜透明导板厚度为 0.5mm（**图 6-0-48**）。

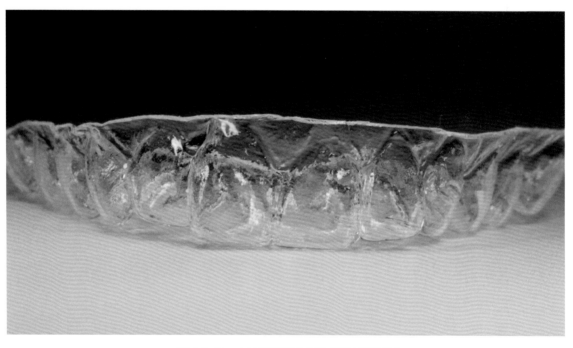

图 6-0-47　在诊断蜡型上制作压膜透明导板

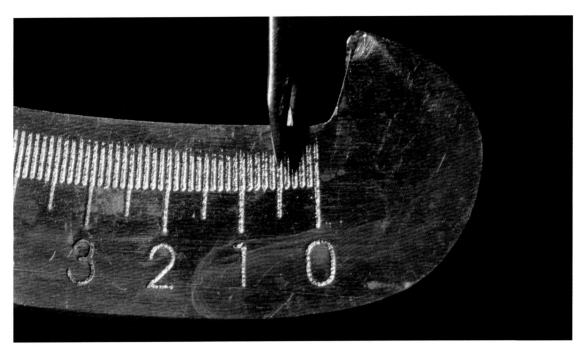

图 6-0-48　卡尺测量导板厚度

**2. 预备体定深阶段**　口内试戴压膜透明预备定深导板，检查导板完全稳定就位，并在导板的目标牙位唇面标记定深位点（图 6-0-49）。使用 HX-1 定深车针于定深位点钻入以制备定深孔（图 6-0-50），定深车针没入导板的深度设计为 TRS 导板厚度（0.5mm）与该位点修复材料设计厚度之和。使用 HX-6 深度测量杆测量定深位点的深度（图 6-0-51）。当测量杆没入深度达到设计的没入深度时，该部位定深孔的深度即达到设计深度。

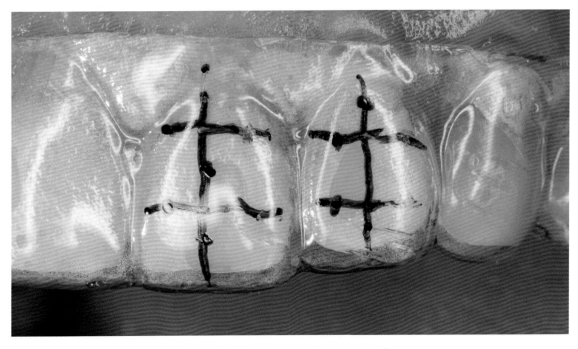

图 6-0-49　导板完全就位，标志定深位点

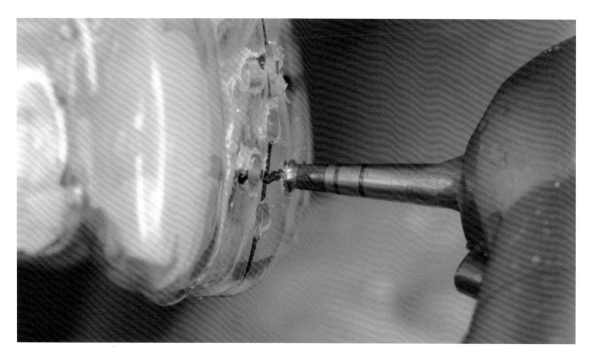

图 6-0-50　定深孔制备

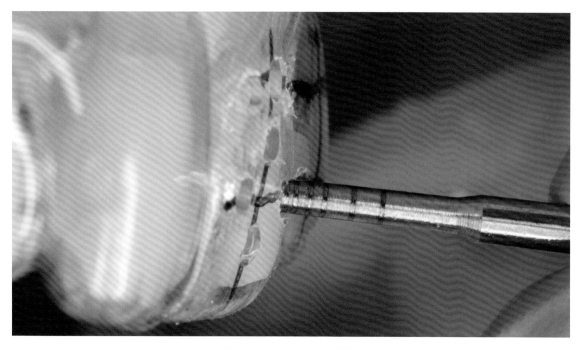

图 6-0-51　定深孔深度核查

　　取下压膜透明预备定深导板后，使用铅笔在 11 牙唇面的定深孔底做标记（图 6-0-52）。用 HX-4 车针预备唇面定深孔区域至孔底标记消失，在定深孔的引导下完成瓷贴面的唇面预备（图 6-0-53），然后使用 HX-2 车针完成边缘线预备（图 6-0-54）。

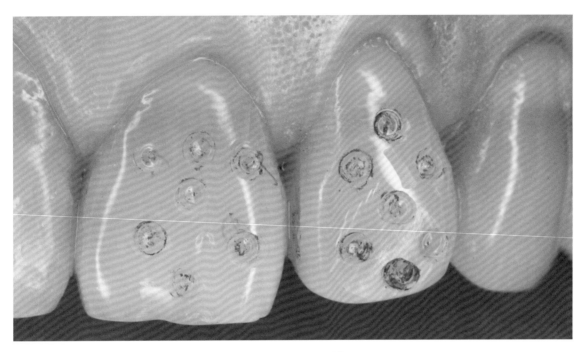

图 6-0-52    定深孔底描记

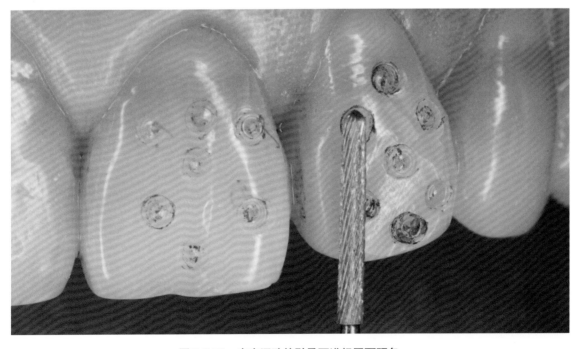

图 6-0-53    在定深孔的引导下进行唇面预备

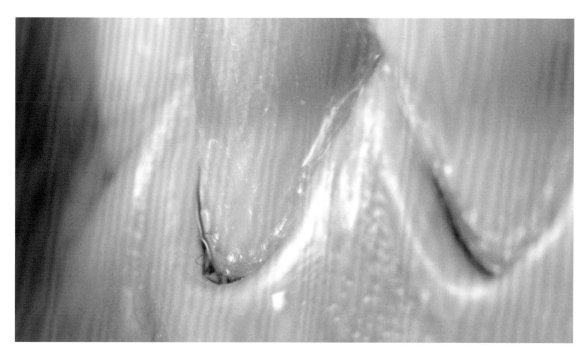

图 6-0-54　边缘线预备

**3. 修复体控厚阶段**　　诊断蜡型引导瓷贴面修复体的设计与制作（**图** 6-0-55），在模型上模拟功能运动检查修复体的咬合关系（**图** 6-0-56）。制作完成后于口内试戴修复体，医、患、技均满意后，使用橡皮障隔湿基牙，于橡皮障隔湿下完成修复体的粘接（**图** 6-0-57），光固化后抛光，完成瓷贴面修复（**图** 6-0-58）。

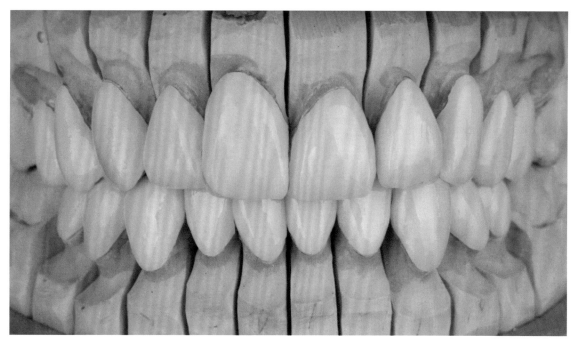

图 6-0-55　瓷贴面修复体

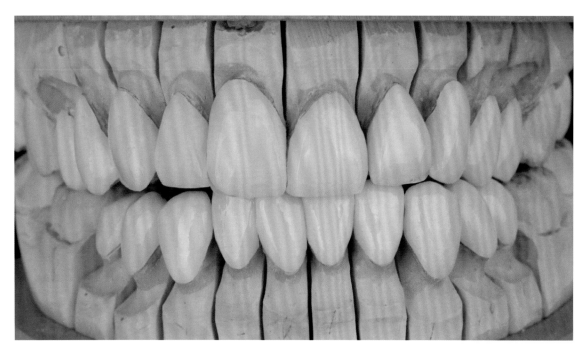

图 6-0-56　在模型上模拟前伸咬合运动检查咬合关系

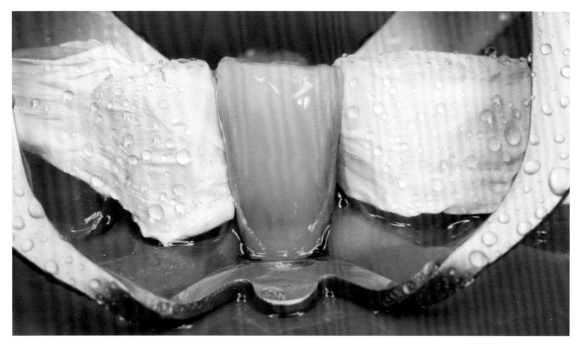

图 6-0-57　橡皮障隔湿基牙

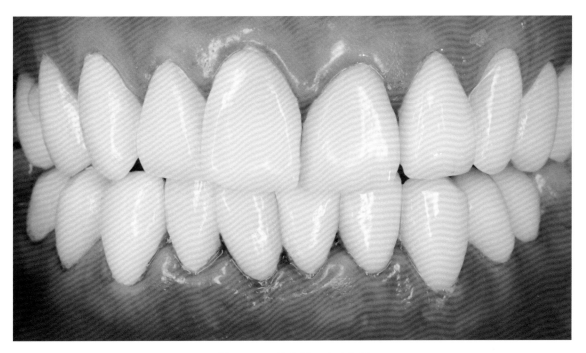

图 6-0-58　修复后口内咬合照

修复完成后 5 年复诊（图 6-0-59），修复体保持长期稳定的美学效果，牙体牙髓及牙周状况良好。

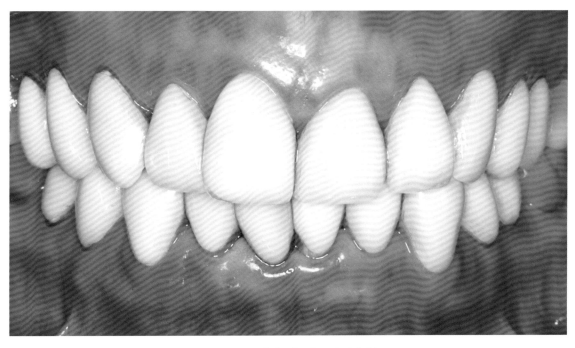

图 6-0-59　修复后 5 年口内咬合照

### 五、三维打印不等厚定深导板引导下颌前牙美学修复一例

患者女,52岁。

主诉:左侧下颌前牙缺损1周。

现病史:患者1周前因外伤导致左侧下颌前牙缺损,现需改善牙齿美观问题来我科要求修复缺损牙。

既往史:患者否认有牙周治疗史及其他口腔专科治疗史;否认有心血管疾病、糖尿病等系统病史,否认有过敏史。

全身情况及家族史:无特殊。

口内检查:31切端牙体缺损,冷(−),探(−),叩(−)。全口卫生尚可,牙石(−),色素(−),牙龈未见明显红肿(图6-0-60)。

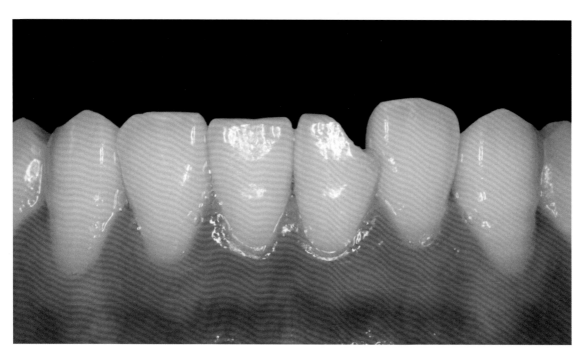

图6-0-60    患者初诊口内黑底板照

治疗方案:根据前述章节的瓷贴面修复定深控厚临床与制作路径,包括定深设计、预备体定深及修复体控厚三个阶段。

**1. 定深设计阶段**

(1)诊断蜡型与目标修复空间设计:根据口内及影像学检查,可诊断该患者为31牙体缺损。根据前述口内检查与数字美学分析可知,31存在不超过冠中1/2的牙体缺损,患者不需要大幅度改形纠正下颌前牙扭转(图6-0-61),能得到足够的牙釉质粘接面积,且目标牙颜色与基牙颜色差异较小。下颌前牙缺损对患者社交生活的影响较小,且患者对前牙美观无特殊需求,对牙齿美观的优虑程度较低,仅要求按照解剖生理共识性标准进行修复即可,无额外的审美需求,其口腔

美容修复期望值为 3 分,属常规修复患者。经与患者口头沟通后,建议行 31 牙Ⅱ型 I3-L3-G1 混合 TRS 型间接修复玻璃陶瓷贴面。

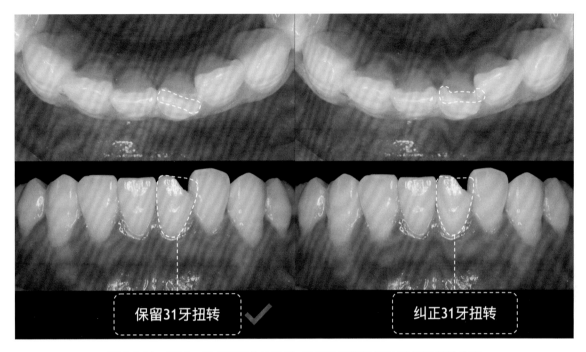

保留31牙扭转　✓　　　纠正31牙扭转

图 6-0-61　通过二维虚拟预告比选后,患者选择无需纠正 31 牙扭转的方案

经过美学分析设计制作实体诊断蜡型(图 6-0-62);利用诊断蜡型使用自凝树脂制作诊断饰面,进行口内预告(图 6-0-63);经医、患、技交流比选后获得瓷贴面的轮廓外形,进一步确定 TRS 体积轮廓。

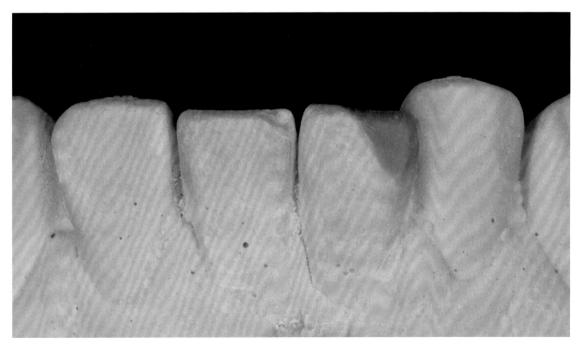

图 6-0-62　31 牙的诊断蜡型

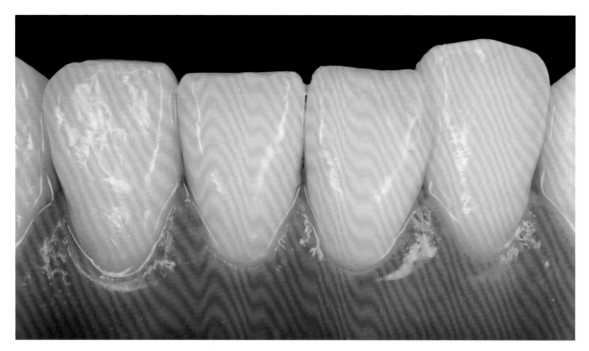

**图 6-0-63　口内预告 31 的轮廓外形**

（2）预备深度设计：将诊断蜡型和原始牙模型拟合，根据空间分析选择贴面修复体的材料，选择单层色玻璃陶瓷作为瓷贴面修复材料（**图 6-0-64**）。结合已有空间及修复体厚度要求，设计虚拟预备体，并在虚拟预备体模型上设计并制作三维打印不等厚备牙定深导板（**图 6-0-65**）。

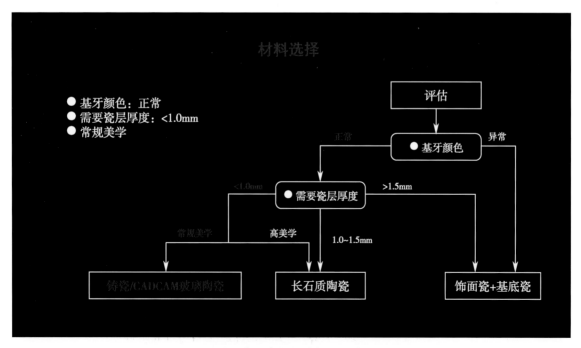

**图 6-0-64　根据空间大小选择匹配 31 贴面修复体的材料**

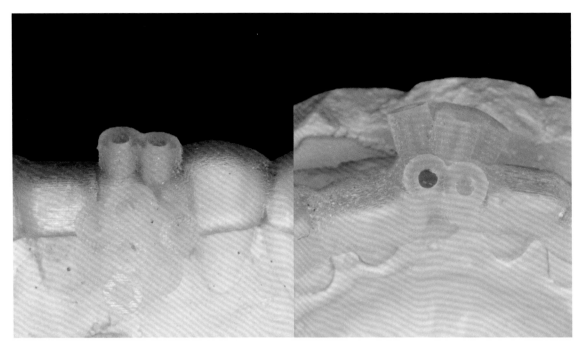

图 6-0-65　31 牙的三维打印不等厚备牙导板

**2. 预备体定深阶段**　　口内试戴三维打印不等厚备牙定深导板，检查导板完全就位（**图 6-0-66**）。使用 HX-1 定深车针钻入导板引导环，当钻入引导环深度每次都达到 4mm 刻度时，就意味着刚刚预备的各部位定深孔的深度均达到设计深度。因此，使用定深孔辅助引导唇面预备的预备深度，实现了 TRS 体积从虚拟设计到预备体的精准转移（**图 6-0-67**）。

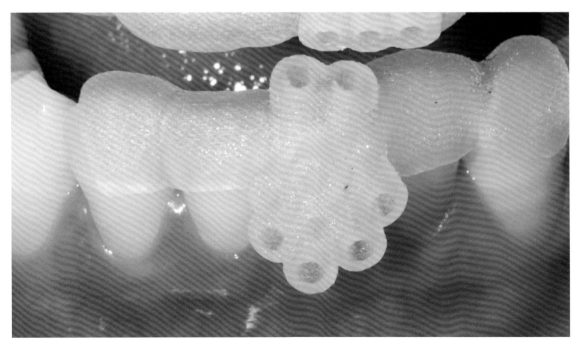

图 6-0-66　检查 31 备牙定深导板完全就位

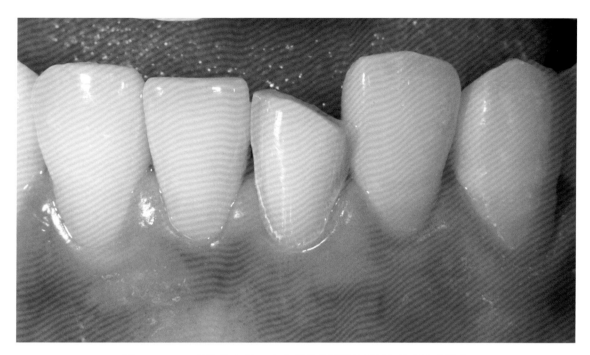

图 6-0-67　31 预备体实现 TRS 体积从虚拟设计到预备体的精准转移

**3. 修复体控厚阶段**　诊断蜡型引导瓷贴面修复体的设计与制作( 图 6-0-68 )。

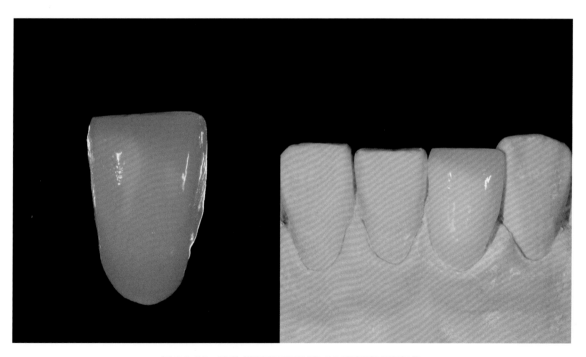

图 6-0-68　实体蜡型引导下制作 31 的瓷贴面修复体

　　修复体制作完成后在口内试戴修复体,患者对颜色、形态等均满意;橡皮障隔湿目标牙体,预备体与瓷贴面修复体分别处理后完成最终粘接( 图 6-0-69 )。

　　修复完成后 1 周复诊,11、21 瓷贴面修复体的美学与功能良好,基牙的牙体牙髓及牙周情况稳定( 图 6-0-70 )。

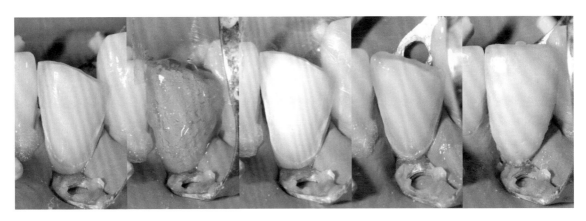

图 6-0-69　正式修复体的粘接

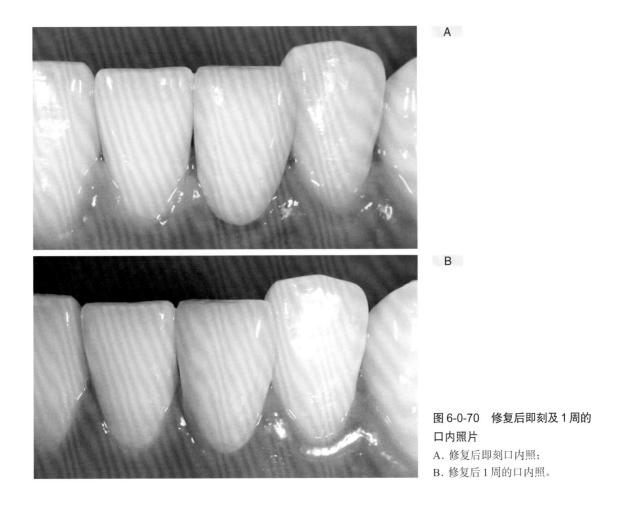

图 6-0-70　修复后即刻及 1 周的口内照片

A. 修复后即刻口内照；

B. 修复后 1 周的口内照。

## 六、三维打印不等厚备牙定深导板引导下局部邻贴面修复前牙间隙一例

患者女，28 岁。

主诉：前牙间隙 10 余年，要求解决美观问题。

现病史：患者自幼年起自觉前牙牙齿间隙不美观，故来我院要求改善前牙美观。

　　既往史：患者否认有心血管疾病及糖尿病等系统性疾病；否认有牙周治疗史、外科治疗史及颞下颌关节病史，否认有药物过敏史。

　　全身情况及家族史：无特殊。

　　口内检查：前牙散在间隙，牙齿未见明显缺损，冷（－），探（－），叩（－）。全口卫生尚可，牙石（－），色素（－），牙龈未见明显红肿。咬合关系正常，开口度正常，无明显关节弹响等颞下颌关节症状（图6-0-71～图6-0-73）。

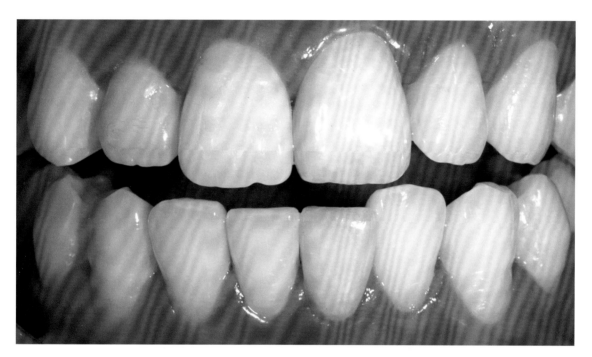

图6-0-71　患者初诊口内照

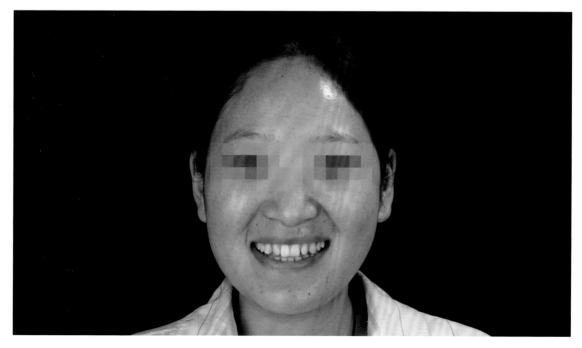

图6-0-72　患者初诊面部照

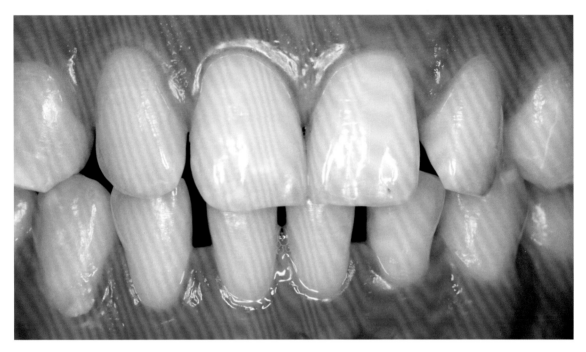

图 6-0-73 患者初诊口内正面咬合照

治疗方案：根据前述章节的瓷贴面修复定深控厚临床与制作路径，包括定深设计、预备体定深及修复体控厚三个阶段。

**1. 定深设计阶段**

（1）诊断蜡型与目标修复空间设计：根据口内及影像学检查，散在间隙为牙齿萌出后出现且间隙稳定，病因排除牙周病等并发症，可诊断该患者为前牙间隙。根据前述口内检查与数字美学分析可知前牙不存在明显的牙体缺损，不需要大幅度改形，能得到足够的牙釉质粘接面积，且目标牙颜色与基牙颜色差异较小。患者希望前牙更美观，不仅仅满足于符合解剖生理标准的牙齿外形，不接受牙间缝隙存在，属于美容修复，对患者行问卷调查，利用照片/视频比选及填写改良中式牙科审美社会心理影响量表（modified Chinese psychosocial impact of dental aesthetics questionnaire，MC-PIDAQ）行进一步的审美分析。结果如**图 6-0-74、表 6-0-1、表 6-0-2**。

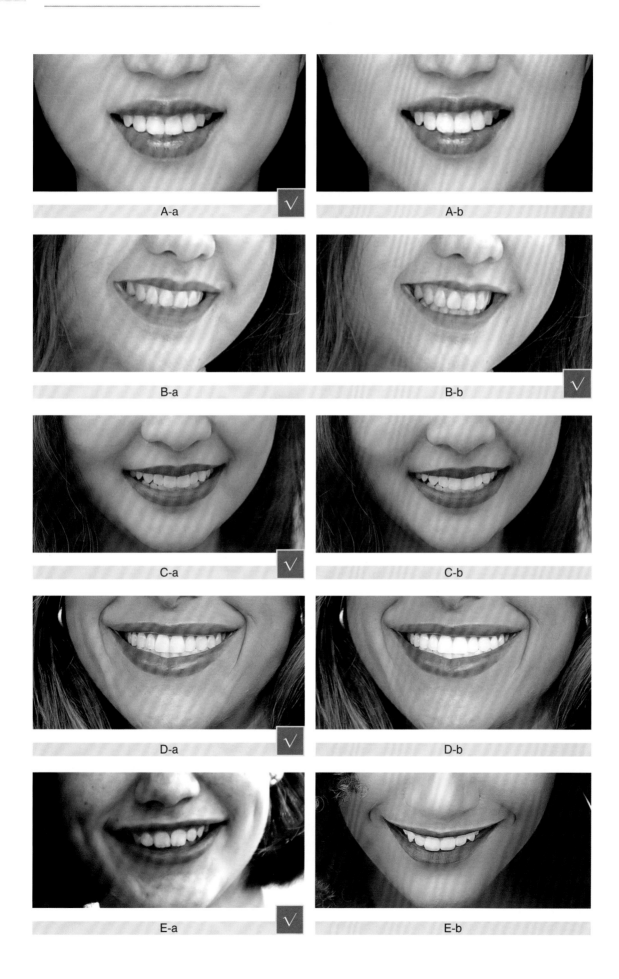

A-a

A-b

B-a

B-b

C-a

C-b

D-a

D-b

E-a

E-b

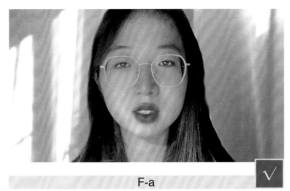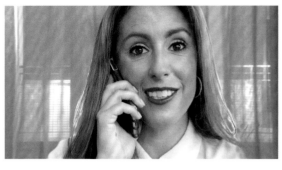

F-a ✓ F-b

图 6-0-74　图片与视频比选法( 华西法 )判断患者审美倾向
A. 判断患者对宽高比的审美倾向；
B. 判断患者对暴露区的审美倾向；
C. 判断患者对牙色的审美倾向；
D. 判断患者对牙色的审美倾向；
E. 判断患者对微笑线的审美倾向；
F. 判断患者对面部焦点的审美倾向。

表 6-0-1　改良中式牙科审美社会心理影响量表( MC-PIDAQ )

| 项目 | 从不 / 极少 | 偶尔 / 经常 |
|---|---|---|
| **社会影响( social impact, SI )** | | |
| 1. 当我微笑时我会有所掩饰，让自己的牙齿不暴露那么多 | | √ |
| 2. 对于我不熟悉的人，我有时会关注他们对我的牙齿的看法 | √ | |
| 3. 我担心别人会对我的牙齿作出侮辱性的评论 | √ | |
| 4. 我有时会由于自己的牙齿而在社交场合有些拘束 | | √ |
| 5. 我有时把手放在自己嘴巴前面来掩盖自己的牙齿 | | √ |
| 6. 有时我认为有人在盯着我的牙齿 | √ | |
| 7. 关于我牙齿的议论会刺激我，即使那只是开玩笑 | | √ |
| 8. 有时我担心异性对我牙齿的看法 | √ | |
| **心理影响( psychological impact, PI )** | | |
| 9. 我羡慕别人的牙齿 | | √ |
| 10. 有时我对自己的牙齿颜色感到有点不开心 | √ | |
| 11. 有时我对自己的牙齿外观感到有点不开心 | | √ |
| 12. 我想我认识的人大多数有比我更好的牙齿 | √ | |
| 13. 当我想到自己牙齿的样子的时候，我感觉不舒服 | √ | |
| 14. 我希望自己的牙齿看起来更好 | | √ |
| **审美考量( aesthetic concern, AC )** | | |
| 15. 我不喜欢看到镜子里自己的牙齿 | √ | |
| 16. 我不喜欢看到照片里自己的牙齿 | √ | |
| 17. 当（假如）我看自己的视频，我不喜欢看到自己的牙齿 | √ | |

续表

| 项目 | 从不 / 极少 | 偶尔 / 经常 |
|---|---|---|
| **牙齿自信（dental self-confidence，DSC）** | | |
| 18. 我对自己的牙齿很自豪 | √ | |
| 19. 当我微笑时，我喜欢显露自己的牙齿 | | √ |
| 20. 当我看到镜子里自己的牙齿，我很高兴 | | √ |
| 21. 我的牙齿对别人有吸引力 | √ | |
| 22. 我对自己的牙齿外观满意 | √ | |
| 23. 我觉得自己的牙齿位置非常好 | √ | |
| **审美倾向（aesthetic tendency，AT）** | | |
| 24. 我希望自己的牙齿颜色像电视明星的一样雪白 | √ | |
| 25. 在现有技术水平能够实现没有牙缝时，我仍可以接受有轻微的牙缝 | √ | |
| 26. 在现有技术水平能够实现牙齿平齐排列时，我仍可以接受自己的牙齿不那么平齐 | | √ |
| 27. 在现有技术水平能够实现牙齿大小均匀时，我仍可以接受我的牙齿大小不那么均匀一致 | | √ |
| 28. 在美观 / 功能需要时，我仍不希望自己的牙齿被磨太多 | √ | |
| 29. 在美观 / 功能需要时，我仍不希望自己的牙齿数量变少 | √ | |
| 30. 不论方案有多复杂，我希望我的牙齿得到最完善的治疗 | √ | |
| 31. 我对自己的牙齿有特殊的要求 | √ | |

表 6-0-2    中西式审美评估评分表

| 项目 | 中式 | 西式 |
|---|---|---|
| 1. 中切牙宽高比 | 0.8～0.9 | |
| 2. 颜色 | 白、透 | |
| 3. 暴露区 | | 张扬（性感大口） |
| 4. 微笑线 | 曲度较小，平坦 | |
| 5. 面部焦点 | 不喜牙成为面部焦点 | |
| 6. 牙齿大小 | | 对牙齿大小均匀情况不敏感 |
| 7. 牙齿排列 | | 对牙齿排列平齐程度不敏感 |
| 8. 特征 | 不喜有牙缝 | |
| 9. 方案喜好 | 直接 or 简单微创，对减数设计敏感 | |
| 评分 | 5 分 | |

患者喜"牙冠宽高比较大、牙色自然白透、整体自然协调、简单微创等中式内涵"的修复要求，属于中式审美。改良 PIDAQ 量表显示前牙间隙对患者社交生活和心理产生了较大影响，患

者对自己的牙齿缺乏自信,希望获得改善,患者的口腔美容修复期望值为 5 分,属常规美容修复患者。为了尽可能保存剩余牙体组织,并解决患者的美学需求;经与患者密切沟通,患者因时间原因不接受采用正畸治疗,建议行 13、12、22、23、33—42 牙Ⅲ型 I3-L1-G1 混合 TRS 型间接修复复合陶瓷贴面。

根据审美分析结果,使用数字照片进行美学 DLD 线面关系分析设计(图 6-0-75),进一步在数字化模型上制作虚拟诊断蜡型,经医、患、技交流后获得瓷贴面的轮廓外形,确定 TRS 体积轮廓(图 6-0-76)。

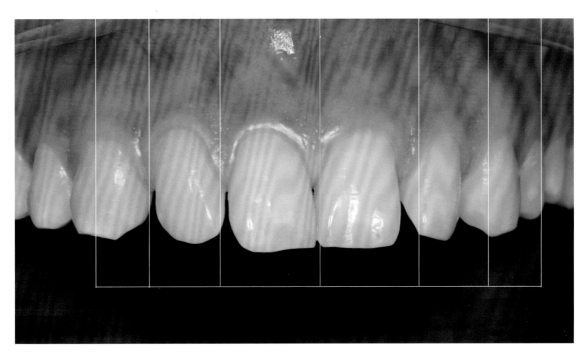

图 6-0-75 美学 DLD 线面关系分析设计

原始模型

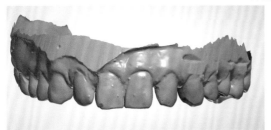
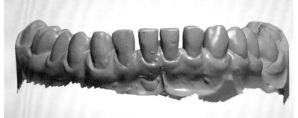

美观模型

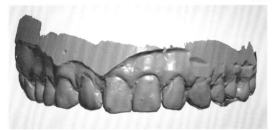
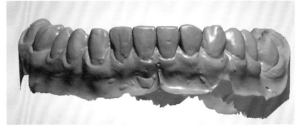

图 6-0-76 在数字化模型上设计虚拟诊断蜡型

（2）预备深度设计：将数字化诊断蜡型和原始牙模型拟合显示已有空间（图 6-0-77），根据间隙原因及空间大小分析选择超薄贴面治疗散在间隙，并选择 enamic 弹性瓷复合陶瓷类材料作为贴面修复的材料（图 6-0-78）。

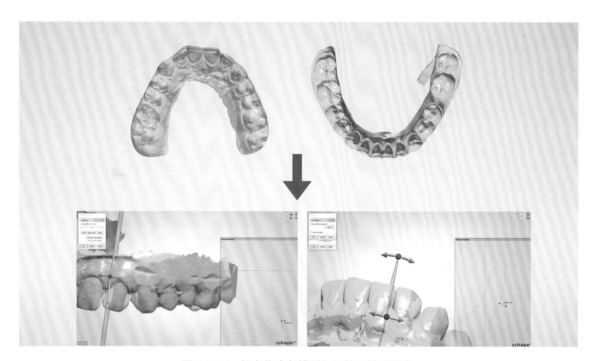

图 6-0-77 数字化诊断蜡型和原始牙模型拟合

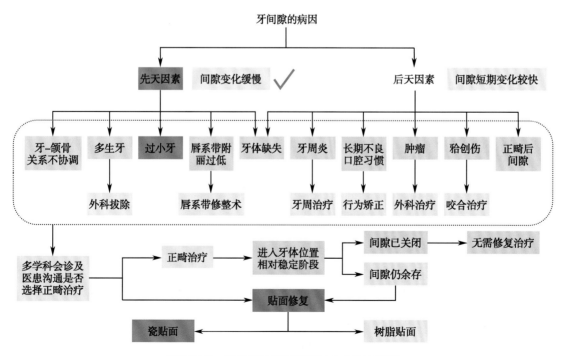

图 6-0-78 美学区散在间隙修复方式的决策树

根据修复体的厚度要求进行牙体虚拟预备(图6-0-79),在虚拟预备体上设计不等厚导板(图6-0-80),共制作两个上颌备牙定深导板,可制备多个定深孔,使得备牙更精准。使用三维打印机制作三维打印不等厚备牙定深导板。

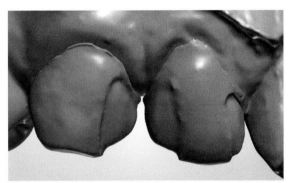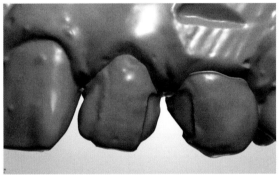

图6-0-79　虚拟牙体预备

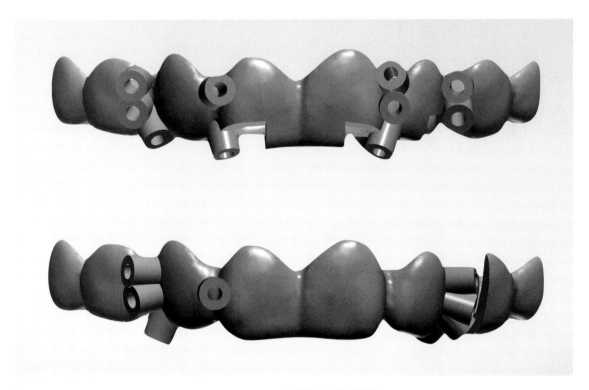

图6-0-80　不等厚备牙定深导板

**2. 预备体定深阶段**　口内试戴三维打印不等厚备牙定深导板,检查导板完全就位(图6-0-81)。使用带止动环的HX-1定深车针钻入导板引导环,当钻入引导环深度达到4mm刻度,各部位定深孔的深度均达到设计深度,使用定深孔辅助引导唇面预备的预备深度,实现TRS体积从虚拟设计到预备体的精准转移(图6-0-82)。

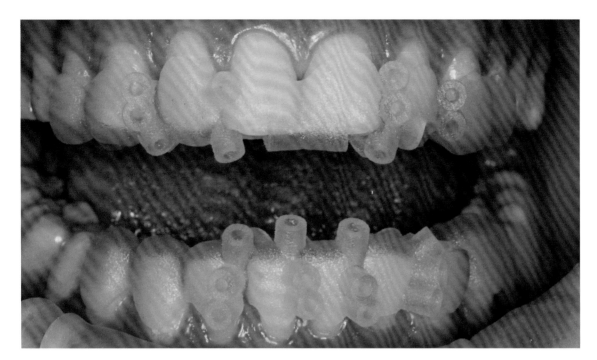

图 6-0-81    检查确认导板完全就位

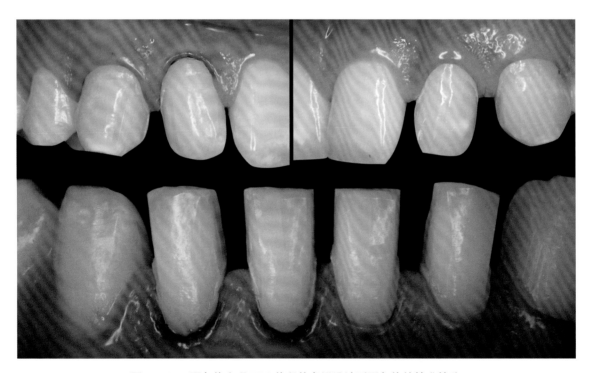

图 6-0-82    预备体实现 TRS 体积从虚拟设计到预备体的精准转移

**3. 修复体控厚阶段**    在诊断蜡型上制作硅橡胶定深指示导板显示 TRS 的轮廓外边界,辅助检查瓷贴面修复体的修复空间( **图 6-0-83** )。

修复体制作完成后在口内试戴修复体,患者对颜色、形态等均满意;橡皮障隔湿目标牙,预备体与瓷贴面修复体分别处理后完成最终粘接( **图 6-0-84** )。

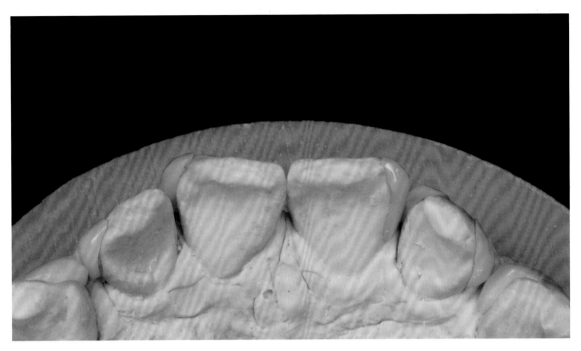

图 6-0-83　硅橡胶定深指示导板引导下制作邻面局部瓷贴面修复体

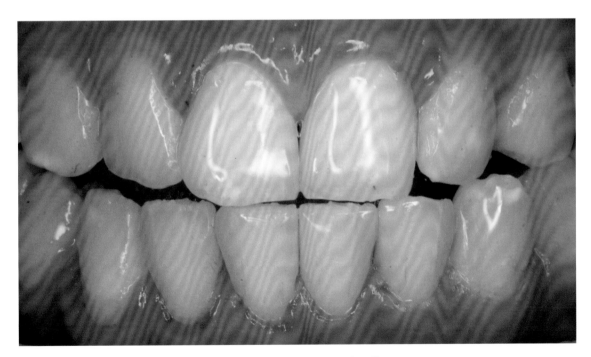

图 6-0-84　修复后即刻口内照片

## 七、三维打印备牙定深导板引导下微创精准美学修复过小牙一例

患者女, 25 岁。

主诉：上颌前牙过小 10 年余, 要求修复。

现病史：患者自牙齿萌出后, 发现上颌前牙形态较小, 自觉影响美观, 现至我院要求治疗。

　　既往史：患者否认有高血压、心脏病、糖尿病、免疫系统疾病等系统性疾病；否认有艾滋病、梅毒及乙肝等传染病史；否认有牙周治疗史、外科治疗史及颞下颌关节病史。否认有药物过敏史。

　　全身情况及家族史：无特殊。

　　口内检查：12、22 过小牙，冷（-），探（-），叩（-）。全口卫生尚可，牙石（-），色素（-），牙龈未见明显红肿。咬合关系正常，开口度正常，无明显关节弹响等颞下颌关节症状（图 6-0-85 ~图 6-0-87）。

　　CBCT 片示：12、22 牙根管内未见高密度充填影像，根尖周组织未见明显低密度影像（图 6-0-88）。

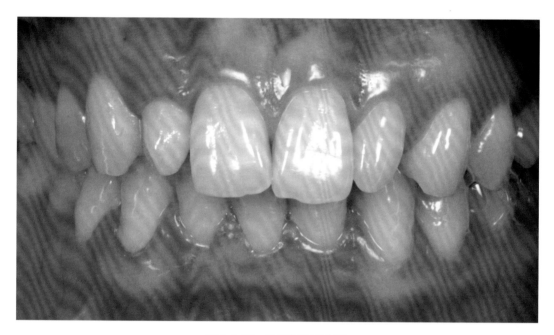

图 6-0-85　患者初诊口内照

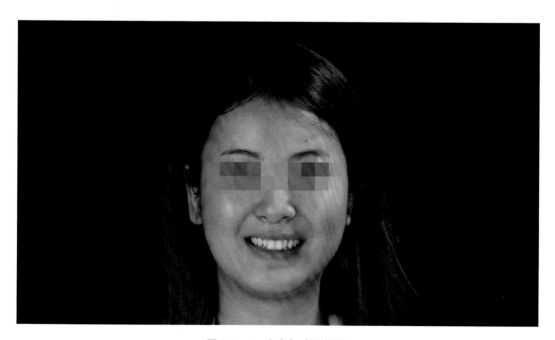

图 6-0-86　患者初诊面部照

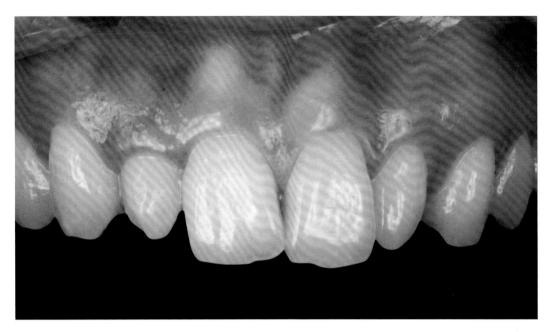

图 6-0-87　患者初诊口内黑背景照

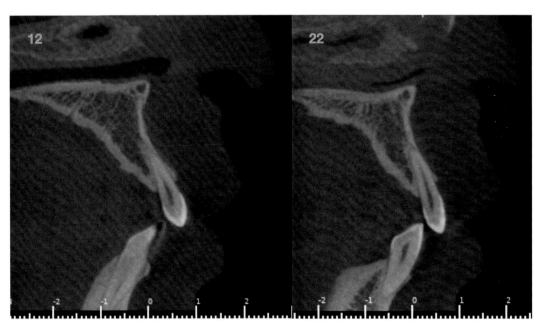

图 6-0-88　CBCT 片示 12、22 根尖周组织未见明显异常

　　治疗方案：根据前述章节的瓷贴面修复定深控厚临床与临床路径，包括定深设计、预备体定深及修复体控厚三个阶段。

**1. 定深设计阶段**

　　（1）诊断蜡型与目标修复空间设计：根据口内及影像学检查，可诊断该患者为 12、22 过小牙。患者希望改善 12、22 过小牙外形，追求更美观的前牙形态，属于美容修复，对患者行问卷调查，利用照片 / 视频比选及填写改良 PIDAQ 量表行进一步的审美分析。结果见**图 6-0-89**、**表 6-0-3**、**表 6-0-4**。

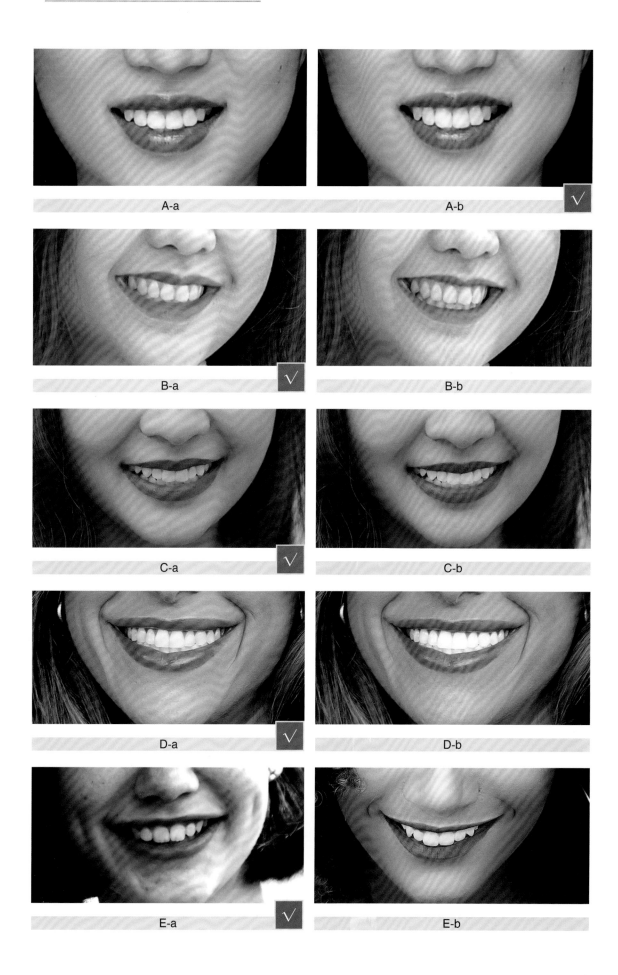

A-a

A-b ✓

B-a ✓

B-b

C-a ✓

C-b

D-a ✓

D-b

E-a ✓

E-b

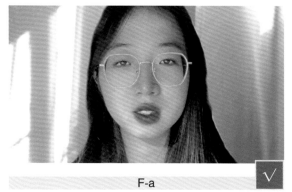
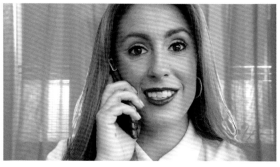

F-a ✓　　　　　　　　　F-b

图 6-0-89　图片与视频比选法（华西法）判断患者审美倾向

A. 判断患者对宽高比的审美倾向；
B. 判断患者对暴露区的审美倾向；
C. 判断患者对牙色的审美倾向；
D. 判断患者对牙色的审美倾向；
E. 判断患者对微笑线的审美倾向；
F. 判断患者对面部焦点的审美倾向。

表 6-0-3　改良中式牙科审美社会心理影响量表（MC-PIDAQ）

| 项目 | 从不 / 极少 | 偶尔 / 经常 |
|---|:---:|:---:|
| **社会影响（social impact，SI）** | | |
| 1. 当我微笑时我会有所掩饰，让自己的牙齿不暴露那么多 | √ | |
| 2. 对于我不熟悉的人，我有时会关注他们对我的牙齿的看法 | √ | |
| 3. 我担心别人会对我的牙齿作出侮辱性的评论 | √ | |
| 4. 我有时会由于自己的牙齿而在社交场合有些拘束 | √ | |
| 5. 我有时把手放在自己嘴巴前面来掩盖自己的牙齿 | | √ |
| 6. 有时我认为有人在盯着我的牙齿 | √ | |
| 7. 关于我牙齿的议论会刺激我，即使那只是开玩笑 | | √ |
| 8. 有时我担心异性对我牙齿的看法 | √ | |
| **心理影响（psychological impact，PI）** | | |
| 9. 我羡慕别人的牙齿 | | √ |
| 10. 有时我对自己的牙齿颜色感到有点不开心 | √ | |
| 11. 有时我对自己的牙齿外观感到有点不开心 | | √ |
| 12. 我想我认识的人大多数有比我更好的牙齿 | √ | |
| 13. 当我想到自己牙齿的样子的时候，我感觉不舒服 | √ | |
| 14. 我希望自己的牙齿看起来更好 | | √ |
| **审美考量（aesthetic concern，AC）** | | |
| 15. 我不喜欢看到镜子里自己的牙齿 | | √ |
| 16. 我不喜欢看到照片里自己的牙齿 | √ | |
| 17. 当（假如）我看自己的视频，我不喜欢看到自己的牙齿 | | √ |

续表

| 项目 | 从不 / 极少 | 偶尔 / 经常 |
|---|---|---|
| **牙齿自信（dental self-confidence，DSC）** | | |
| 18. 我对自己的牙齿很自豪 | √ | |
| 19. 当我微笑时，我喜欢显露自己的牙齿 | | √ |
| 20. 当我看到镜子里自己的牙齿，我很高兴 | √ | |
| 21. 我的牙齿对别人有吸引力 | √ | |
| 22. 我对自己的牙齿外观满意 | √ | |
| 23. 我觉得自己的牙齿位置非常好 | | √ |
| **审美倾向（aesthetic tendency，AT）** | | |
| 24. 我希望自己的牙齿颜色像电视明星的一样雪白 | √ | |
| 25. 在现有技术水平能够实现没有牙缝时，我仍可以接受有轻微的牙缝 | √ | |
| 26. 在现有技术水平能够实现牙齿平齐排列时，我仍可以接受自己的牙齿不那么平齐 | √ | |
| 27. 在现有技术水平能够实现牙齿大小均匀时，我仍可以接受我的牙齿大小不那么均匀一致 | √ | |
| 28. 在美观 / 功能需要时，我仍不希望自己的牙齿被磨太多 | √ | |
| 29. 在美观 / 功能需要时，我仍不希望自己的牙齿数量变少 | √ | |
| 30. 不论方案有多复杂，我希望我的牙齿得到最完善的治疗 | √ | |
| 31. 我对自己的牙齿有特殊的要求 | √ | |

表 6-0-4　中西式审美评估评分表

| 项目 | 中式 | 西式 |
|---|---|---|
| 1. 中切牙宽高比 | | 0.75～0.85 |
| 2. 颜色 | 白、透 | |
| 3. 暴露区 | 含蓄（樱桃小嘴） | |
| 4. 微笑线 | 曲度较小，平坦 | |
| 5. 面部焦点 | 不喜牙成为面部焦点 | |
| 6. 牙齿大小 | 牙齿大小均匀一致 | |
| 7. 牙齿排列 | 牙齿排列平齐 | |
| 8. 特征 | 不喜有牙缝 | |
| 9. 方案喜好 | 直接 or 简单微创，对减数设计敏感 | |
| 评分 | 8分 | |

　　患者喜"牙色自然白透、整体自然协调、牙齿均匀平齐、牙齿不成为面部焦点、简单微创等中式内涵"的修复要求，属于中式审美。改良 PIDAQ 量表显示过小牙对患者社交生活和心理影响较小，患者对自己的牙齿缺乏自信，希望获得改善，患者的口腔美容修复期望值为 7 分，属常规

美容修复患者。根据前述口内检查与数字美学分析可知,12 及 22 过小牙,不需要大幅度改形,能得到足够的牙釉质粘接面积,且目标牙颜色与基牙颜色差异较小。为了尽可能保存剩余牙体组织,并解决患者的求美心理需求,经与患者密切沟通后,建议行 12、22 牙Ⅱ型 I4-L1-G1 混合 TRS 型间接修复玻璃陶瓷贴面修复。

根据审美分析结果,使用数字照片进行美学 DLD 线面关系分析( 图 6-0-90 ),并在照片上进行虚拟设计( 图 6-0-91 ),进一步制作虚拟诊断蜡型,经医、患、技交流后获得瓷贴面的轮廓外形,确定 TRS 体积轮廓。

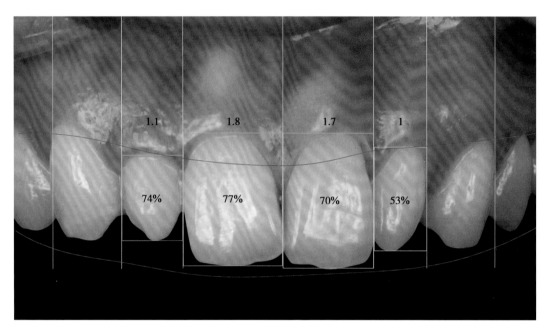

图 6-0-90　美学 DLD 线面关系分析

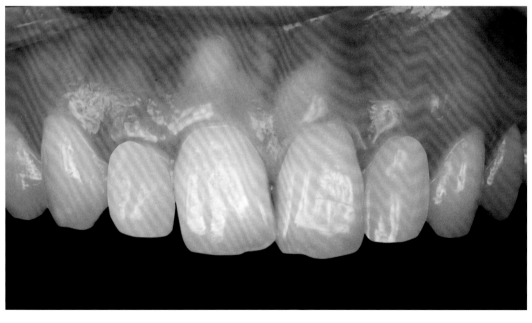

图 6-0-91　虚拟设计

（2）预备深度设计：利用数字化诊断蜡型设计不等厚备牙定深导板，设计与制作方法与前述病例相同，使用三维打印机制作三维打印不等厚备牙定深导板，在口内试戴导板检查是否可以完全就位（图 6-0-92）。

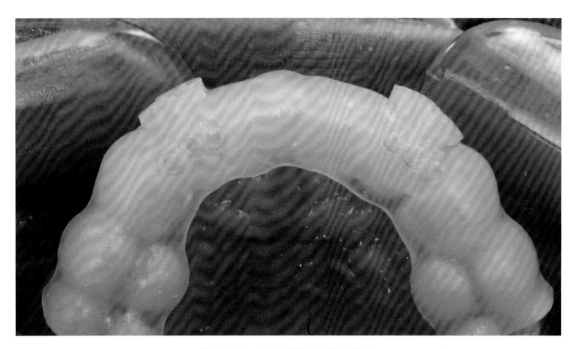

图 6-0-92　口内试戴备牙定深导板

**2. 预备体定深阶段**　使用带止动环的 HX-1 定深车针制备定深孔，当止动环接触引导环，定深孔的深度即达到设计深度（图 6-0-93）。定深孔底部经铅笔描记后（图 6-0-94），使用定深孔辅助引导唇面预备的预备深度，实现 TRS 体积从虚拟设计到预备体的精准转移（图 6-0-95）。

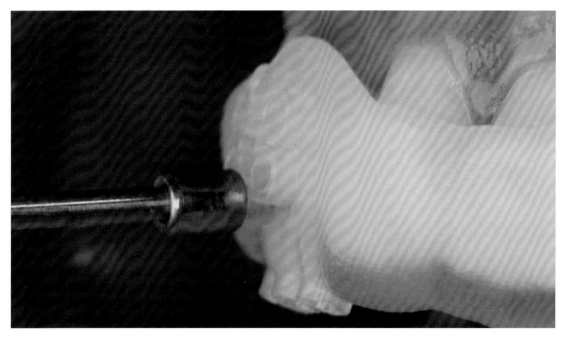

图 6-0-93　定深孔的制备

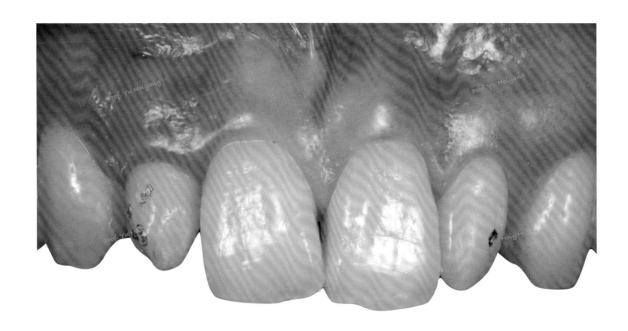

图 6-0-94　12、22 上铅笔尖描记后的定深孔

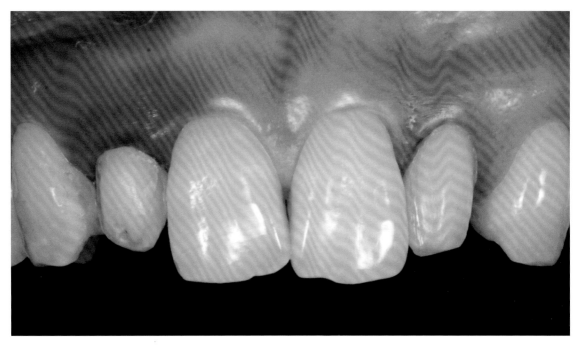

图 6-0-95　12、22 预备体

**3. 修复体控厚阶段**　基于目标修复空间,分别设计制作牙釉质处理导板( **图 6-0-96** )及牙本质处理导板( **图 6-0-97** ),使用牙釉质处理导板( **图 6-0-98** )及牙本质处理导板( **图 6-0-99** )引导对牙釉质、牙本质粘接面的不同分区进行不同处理,获得更好的修复体粘接强度。

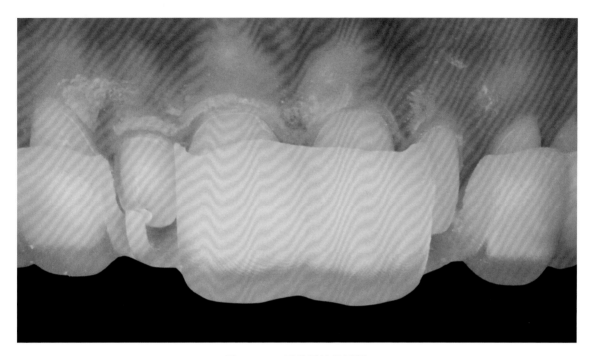

图 6-0-96　牙釉质处理导板

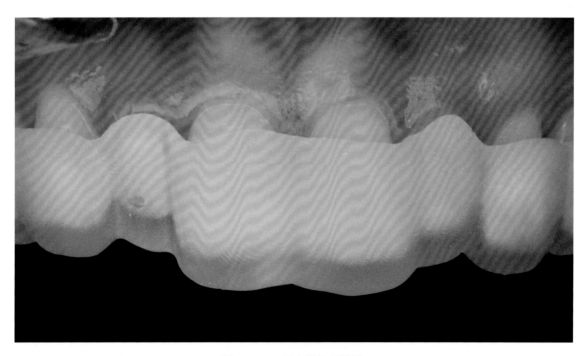

图 6-0-97　牙本质处理导板

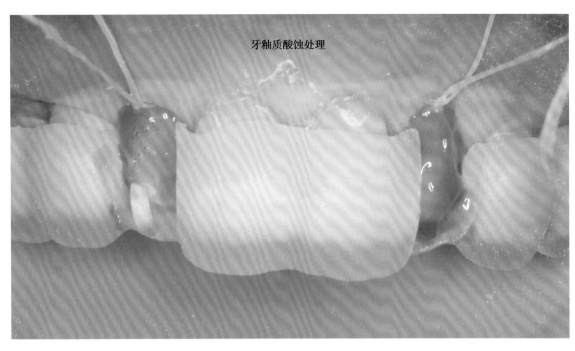

图 6-0-98　牙釉质处理导板引导下处理牙釉质

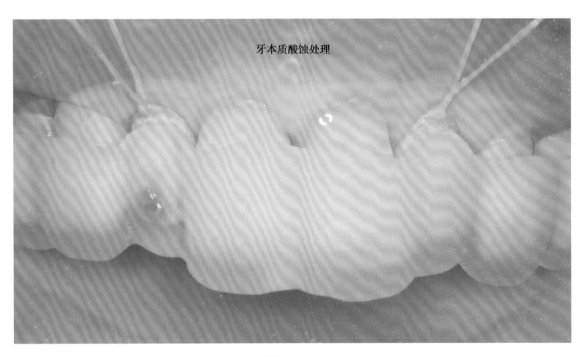

图 6-0-99　牙本质处理导板引导下处理牙本质

　　修复体制作完成后在口内试戴修复体，患者对颜色、形态等均满意；橡皮障隔湿目标牙体，预备体与瓷贴面修复体分别处理后完成最终粘接（图 6-0-100）。

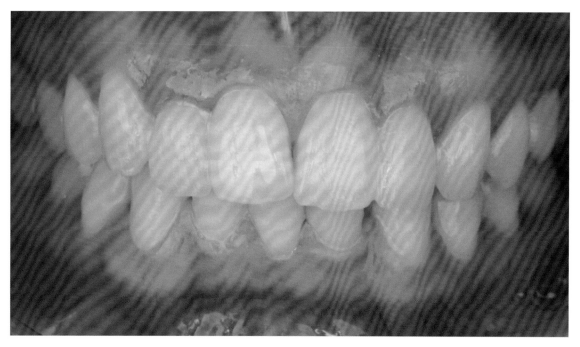

图 6-0-100　正式修复后口内照片

（于海洋　高　静）

# 参 考 文 献

1. 贺锦秀，高静，刘春煦，等. 一种序列三维打印打印导板引导的瓷贴面分区粘接技术. 华西口腔医学杂志，2022，40（3）：365-369.

2. 于海洋. 关于牙体预备里的数字追问：从目测经验类比到数字引导. 华西口腔医学杂志，2021，39（1）：9-19.

3. 谭建国. 牙体缺损微创修复的贴面类型和应用. 中华口腔医学杂志，2020，55（7）：515-518.

4. SILVA B P D，STANLEY K，GARDEE J. Laminate veneers：Preplanning and treatment using digital guided tooth preparation. J Esthet Restor Dent，2020，32（2）：150-160.

5. GAO J，HE J X，FAN L，et al. Accuracy of reduction depths of tooth preparation for porcelain laminate veneers assisted by different tooth preparation guides：an in vitro study. J Prosthodont，2021，31（7）：593-600.

6. 刘峰. 瓷贴面修复技术：从标准到微创无预备. 人民卫生出版社，2017.

7. FARIAS-NETO A，DE MEDEIROS F C D，VILANOVA L，et al. Tooth preparation for ceramic veneers：when less is more. Int J Esthet Dent，2019，14（2）：156-164.

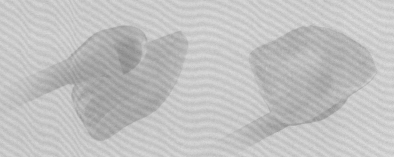

# 第七章

案析美学区树脂贴面修复中的定深与控厚

本章主要通过 5 个典型病例，案析美学区树脂贴面修复的临床流程，当然展示的重点依然是如何进行预备体的定深与贴面修复体的控厚，还有就是"形 - 色 - 心"三要素的统筹决策，尤其是审美分析对美容修复的价值。

## 一、直接注射导板成型树脂关闭正畸后双侧侧切牙间隙一例

患者女，15 岁。

主诉：患者 1 周前结束正畸后上颌前牙有缝隙。

现病史：患者 2 年前于我院行正畸治疗，1 周前正畸治疗结束，双侧上颌前牙存在间隙，未行诊治，现来我科就诊，希望解决美观问题。

既往史：自述有正畸治疗史，否认有牙周治疗史及其他口腔专科治疗史；否认有心血管疾病、糖尿病等系统病史，否认有过敏史。

全身情况及家族史：无特殊。

面部及口内检查：患者面部基本协调，中位笑线。前牙唇面可见正畸后白斑。12、22 远中可见间隙。21 被动萌出不足，龈缘与 11 相比偏向冠方。21 切端缺损。牙周状况一般，牙石（-），软垢（+），BOP（-）( 图 7-0-1 ~ 图 7-0-3 )。

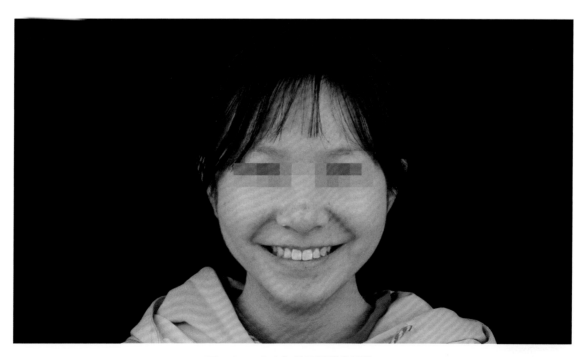

图 7-0-1　患者初诊面部微笑照片

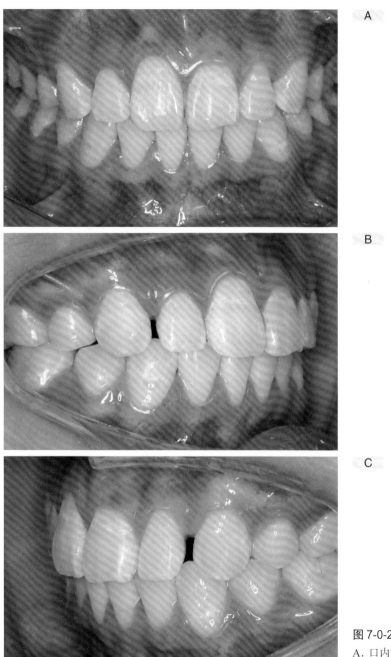

A

B

C

图 7-0-2　患者初诊口内照片

A. 口内正面咬合照；

B、C. 口内侧方照片。

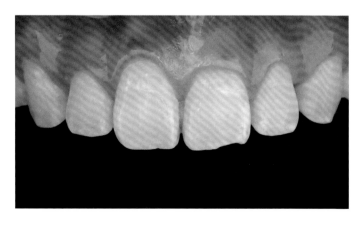

图 7-0-3　患者初诊口内黑背景照片

治疗方案：根据前述章节推荐的树脂贴面修复定深控厚临床与制作路径，树脂贴面修复的主要步骤包括定深设计与修复体控厚两个阶段。

**1. 定深设计阶段**

（1）诊断：根据口内检查可知患者美学区 12、22 远中间隙，21 牙切端缺损。结合患者既往病史、前述心理评估、数字美学分析设计与目标修复空间评估后，得出该患者诊断：21 牙体缺损，前牙间隙，菌斑性牙龈炎。

（2）审美分析：患者希望改善前牙美观不接受牙间缝隙存在，属于美容修复，对患者行问卷调查，利用照片 / 视频比选及填写改良中式牙科审美社会心理影响量表（MC-PIDAQ）行进一步审美分析。结果见**图 7-0-4**、**表 7-0-1**、**表 7-0-2**。

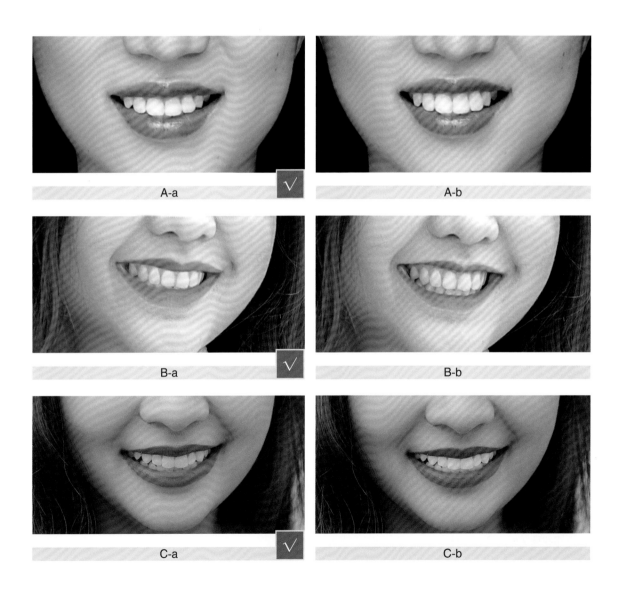

A-a    A-b

B-a    B-b

C-a    C-b

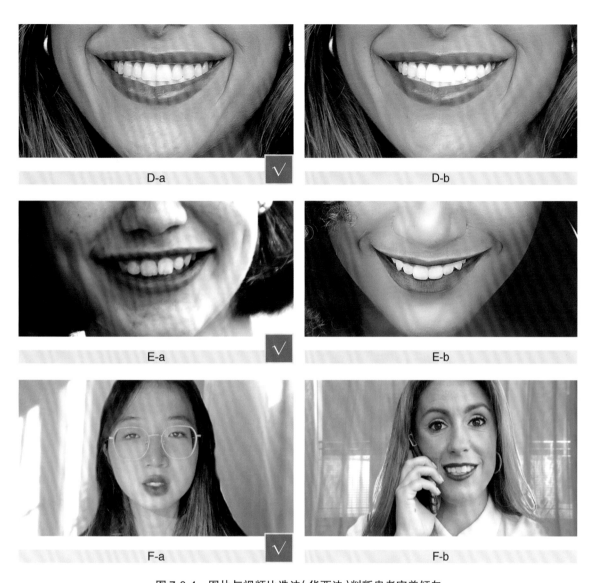

图 7-0-4　图片与视频比选法（华西法）判断患者审美倾向
  A. 判断患者对宽高比的审美倾向；
  B. 判断患者对暴露区的审美倾向；
  C. 判断患者对牙色的审美倾向；
  D. 判断患者对牙色的审美倾向；
  E. 判断患者对微笑线的审美倾向；
  F. 判断患者对面部焦点的审美倾向。

表 7-0-1　改良中式牙科审美社会心理影响量表（MC-PIDAQ）

| 项目 | 从不 / 极少 | 偶尔 / 经常 |
|---|:---:|:---:|
| **社会影响（social impact，SI）** | | |
| 1. 当我微笑时我会有所掩饰，让自己的牙齿不暴露那么多 | √ | |
| 2. 对于我不熟悉的人，我有时会关注他们对我的牙齿的看法 | √ | |
| 3. 我担心别人会对我的牙齿作出侮辱性的评论 | √ | |
| 4. 我有时会由于自己的牙齿而在社交场合有些拘束 | √ | |

续表

| 项目 | 从不/极少 | 偶尔/经常 |
|---|---|---|
| 5. 我有时把手放在自己嘴巴前面来掩盖自己的牙齿 | | √ |
| 6. 有时我认为有人在盯着我的牙齿 | √ | |
| 7. 关于我牙齿的议论会刺激我,即使那只是开玩笑 | | √ |
| 8. 有时我担心异性对我牙齿的看法 | √ | |
| **心理影响(psychological impact, PI)** | | |
| 9. 我羡慕别人的牙齿 | | √ |
| 10. 有时我对自己的牙齿颜色感到有点不开心 | √ | |
| 11. 有时我对自己的牙齿外观感到有点不开心 | √ | |
| 12. 我想我认识的人大多数有比我更好的牙齿 | √ | |
| 13. 当我想到自己牙齿的样子的时候,我感觉不舒服 | √ | |
| 14. 我希望自己的牙齿看起来更好 | | √ |
| **审美考量(aesthetic concern, AC)** | | |
| 15. 我不喜欢看到镜子里自己的牙齿 | √ | |
| 16. 我不喜欢看到照片里自己的牙齿 | √ | |
| 17. 当(假如)我看自己的视频,我不喜欢看到自己的牙齿 | √ | |
| **牙齿自信(dental self-confidence, DSC)** | | |
| 18. 我对自己的牙齿很自豪 | √ | |
| 19. 当我微笑时,我喜欢显露自己的牙齿 | | √ |
| 20. 当我看到镜子里自己的牙齿,我很高兴 | √ | |
| 21. 我的牙齿对别人有吸引力 | √ | |
| 22. 我对自己的牙齿外观满意 | | √ |
| 23. 我觉得自己的牙齿位置非常好 | | √ |
| **审美倾向(aesthetic tendency, AT)** | | |
| 24. 我希望自己的牙齿颜色像电视明星的一样雪白 | √ | |
| 25. 在现有技术水平能够实现没有牙缝时,我仍可以接受有轻微的牙缝 | √ | |
| 26. 在现有技术水平能够实现牙齿平齐排列时,我仍可以接受自己的牙齿不那么平齐 | | √ |
| 27. 在现有技术水平能够实现牙齿大小均匀时,我仍可以接受我的牙齿大小不那么均匀一致 | | √ |
| 28. 在美观/功能需要时,我仍不希望自己的牙齿被磨太多 | √ | |
| 29. 在美观/功能需要时,我仍不希望自己的牙齿数量变少 | √ | |
| 30. 不论方案有多复杂,我希望我的牙齿得到最完善的治疗 | √ | |
| 31. 我对自己的牙齿有特殊的要求 | √ | |

表 7-0-2　中西式审美评估评分表

| 项目 | 中式 | 西式 |
|------|------|------|
| 1. 中切牙宽高比 | 0.8～0.9 | |
| 2. 颜色 | 白、透 | |
| 3. 暴露区 | 含蓄（樱桃小嘴） | |
| 4. 微笑线 | 曲度较小，平坦 | |
| 5. 面部焦点 | 不喜牙成为面部焦点 | |
| 6. 牙齿大小 | | 对牙齿大小均匀情况不敏感 |
| 7. 牙齿排列 | 牙齿排列平齐 | |
| 8. 特征 | 不喜有牙缝 | |
| 9. 方案喜好 | 直接 or 简单微创，对减数设计敏感 | |
| 评分 | 8分 | |

患者喜"牙冠宽高比较大、牙色自然白透、整体自然协调、简单微创等中式内涵"的修复要求，该患者属于中式审美。改良中式牙科审美社会心理影响量表（MC-PIDAQ）显示前牙间隙对患者社交生活和心理产生的影响较小，患者对自己的牙齿缺乏自信，希望获得改善，患者的口腔美容修复期望值为 6 分，属于常规美容修复患者。

（3）制订治疗方案：根据前述临床检查与审美及心理分析可知，该患者 21 牙由于发育异常导致龈缘不齐。而该患者为中位笑线，且倾向微创的修复方案，不希望进行冠延长术。关闭 12 间隙及 21 切端缺损可选择贴面修复或树脂修复，而该患者目前尚未成年，且为了尽可能保存牙体组织，医患沟通后选择树脂修复。最终建议患者行全口牙周洁治后行 12、22、21 牙 Ⅰ 型 I5-L1-G3 体外 TRS 型直接修复复合树脂贴面。

**2. 修复体控厚阶段**　在修复体控厚阶段进行 12、22、21 注射树脂修复。根据美学分析设计制作虚拟诊断蜡型（图 7-0-5），在诊断蜡型上设计注射树脂成型导板（图 7-0-6），将导板数据发送到三维打印机制作三维打印注射树脂成型导板。橡皮障隔湿下，在口内牙列上试戴三维打印注射树脂成型导板，检查导板是否可以完全稳定就位（图 7-0-7）。

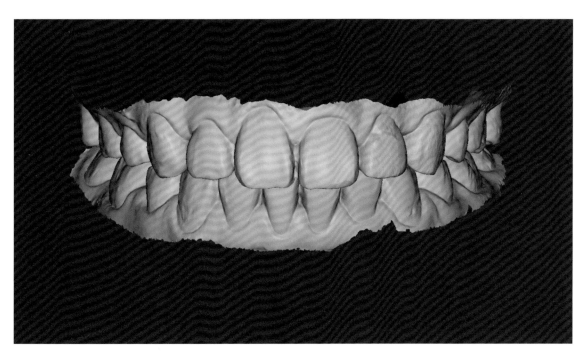

图 7-0-5　患者最终确认的虚拟诊断蜡型

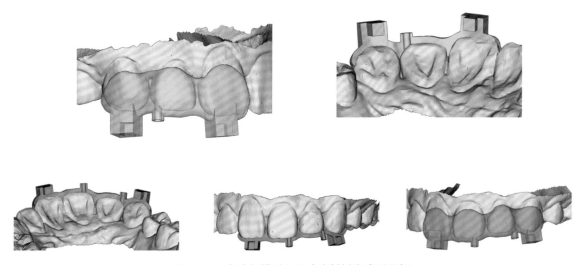

图 7-0-6　在诊断蜡型上设计注射树脂成型导板

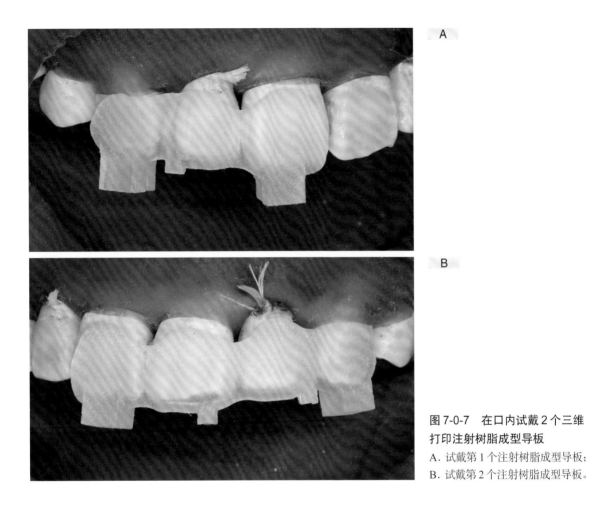

图 7-0-7 在口内试戴 2 个三维
打印注射树脂成型导板
A. 试戴第 1 个注射树脂成型导板；
B. 试戴第 2 个注射树脂成型导板。

　　确认导板可良好就位后取下导板。隔离邻牙，对需修复的牙位进行清洁、酸蚀、粘接剂处理
后，戴入导板进行流体树脂快速成型（图 7-0-8），精修、抛光后完成修复（图 7-0-9）。

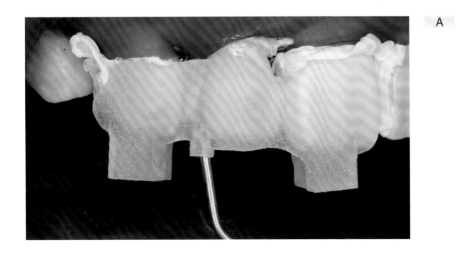

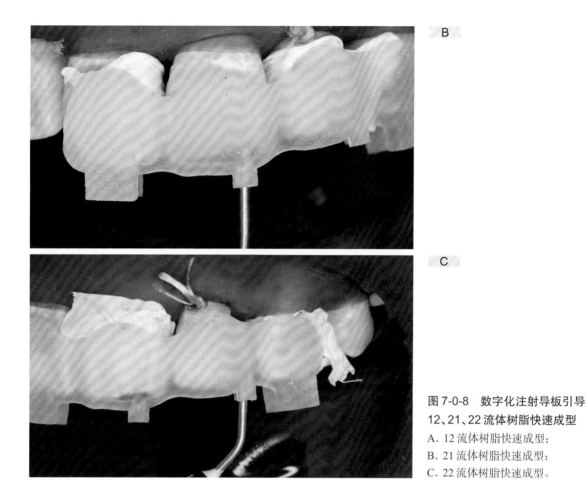

图 7-0-8　数字化注射导板引导
12、21、22 流体树脂快速成型
A. 12 流体树脂快速成型；
B. 21 流体树脂快速成型；
C. 22 流体树脂快速成型。

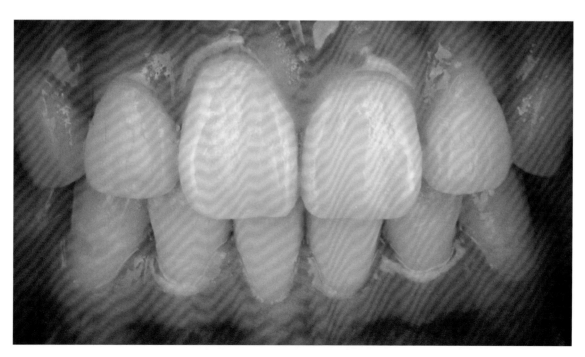

图 7-0-9　12、21、22 牙修复后口内照片

修复完成后 1 年复诊,树脂贴面修复体及基牙情况稳定( 图 7-0-10 )。

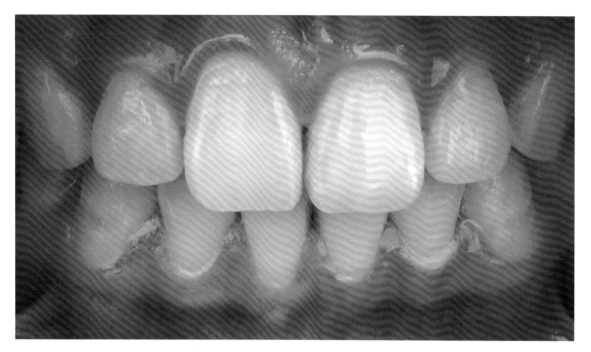

图 7-0-10 修复完成后 1 年复诊口内照片

## 二、数字化腭侧背板及唇侧盖章导板引导下直接树脂成型修复左侧上颌中切牙切角缺损一例

患者男,25 岁。

主诉:患者左侧上颌前牙缺损 2 天,希望解决美观问题。

现病史:患者 2 天前因外伤致左侧上颌前牙缺损,伴冷热刺激痛,现自觉无症状。未行其他诊治,现来我科就诊。

既往史:否认有正畸治疗史、牙周治疗史及其他口腔专科治疗史;否认有心血管疾病、糖尿病等系统病史,否认有过敏史。

全身情况及家族史:无特殊。

面部及口内检查:患者面部基本协调,高位笑线。21 远中切角缺损,累及牙冠 1/3,腭侧缺损位于龈上,叩诊(-),冷诊敏感。牙周状况较差,牙龈红肿,牙石(+),软垢(+),BOP(+),无附着丧失( 图 7-0-11 ~ 图 7-0-13 )。

影像学检查可见,21 牙冠切端低密度影,距离髓角约 0.5mm,根尖周未见明显异常,牙周膜间隙未见明显增宽( 图 7-0-14 )。

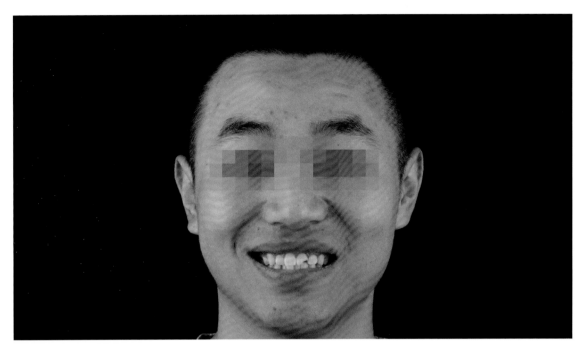

图 7-0-11 患者初诊面部微笑照片

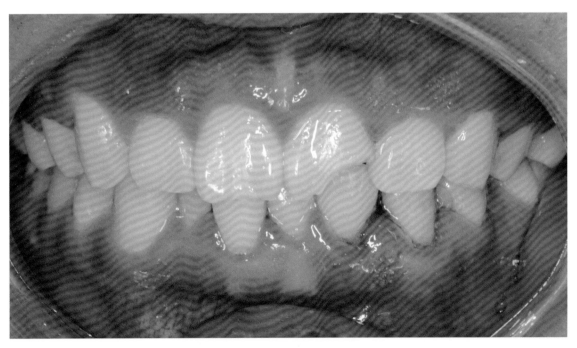

图 7-0-12 患者初诊口内正面照

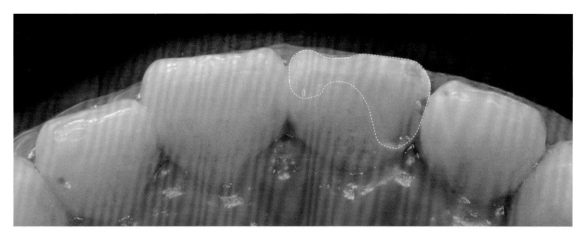

图 7-0-13 患者初诊 21 舌侧照

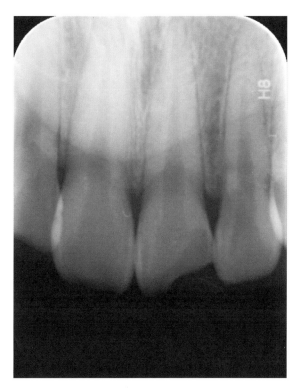

图 7-0-14 患者初诊 X 线片示 21 切端低密度影,根尖周未见明显异常

治疗方案:根据前述章节推荐的树脂贴面修复定深控厚临床与制作路径,树脂贴面修复的主要步骤包括定深设计与修复体控厚两个阶段。

1. 定深设计阶段

(1)诊断:21 牙体缺损,菌斑性牙龈炎。

(2)制订治疗方案:根据前述临床检查,为了修复该 21 牙体缺损,可选择树脂修复或全瓷冠修复。根据患者心理分析,该患者更偏好微创的方案,且对颜色、形态无特殊美学需求,仅要求恢复缺损牙形态,按照解剖生理共识性标准进行修复即可,属于常规修复。医患沟通后,医、患、技选择树脂修复 21 牙体缺损。综合该患者牙周情况,最终建议患者行全口牙周洁治后行 21 牙

Ⅱ型 I3-L1-G3 体外 TRS 型直接修复复合树脂贴面修复。而该患者 11 切端可见不规则形态，为了使 21 切端与邻牙形态更协调，快捷精准控制牙釉质及牙本质色树脂厚度，为患者制订 21 数字化导板引导树脂修复的方案。

（3）21 盖章导板引导切角缺损直接树脂修复成型：根据患者口内情况，根据美学分析设计诊断蜡型，并在诊断蜡型上设计分层盖章导板，使用三维打印机制作三维打印分层树脂注射成型导板（图 7-0-15）。首先，在诊断蜡型上设计腭侧背板成型导板，以在腭侧背板成型导板引导下形成 21 腭侧树脂背板。然后，将 21 修复部位蜡型的唇侧及切端回切 0.5mm 厚度，在回切后的蜡型上设计唇侧牙本质色树脂成型导板。牙本质色树脂成型导板可以为唇侧牙釉质色树脂提供空间。最后在诊断蜡型上设计唇侧牙釉质色树脂成型导板。

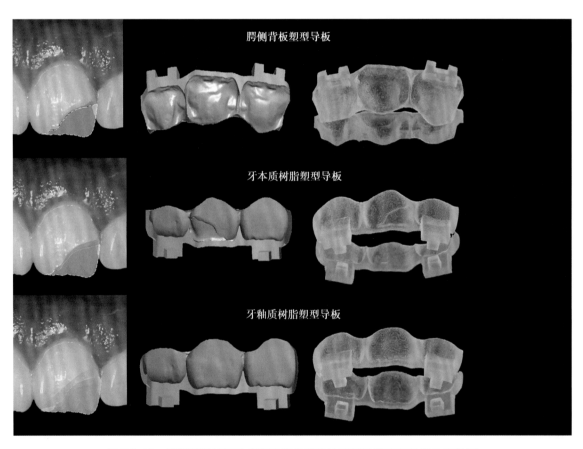

图 7-0-15　腭侧背板导板及盖章导板虚拟设计图及三维打印导板的实体图

**2. 修复体控厚阶段**　橡皮障隔湿下，预备洞缘斜面并干燥后磷酸酸蚀。冲洗、干燥、粘接剂处理后，在腭侧背板导板引导及邻面成型片辅助下，堆塑薄层牙釉质树脂并形成腭侧树脂背板。放置牙本质色树脂后，使用牙本质色树脂成型导板盖章辅助成型；而牙釉质树脂层则通过牙釉质色树脂成型导板盖章辅助成型。成型后精修、抛光并检查咬合（图 7-0-16）。

与修复前相比，修复体与患者邻牙（图 7-0-17）及面部（图 7-0-18）协调，达到医患双方满意的修复效果。

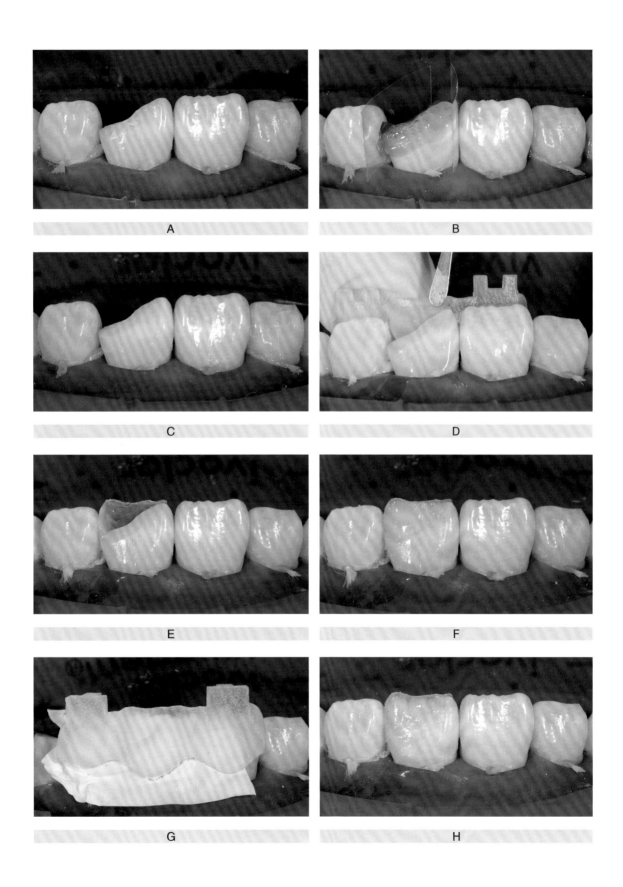

A

B

C

D

E

F

G

H

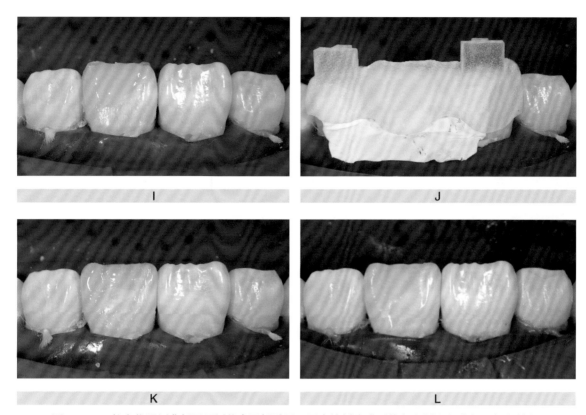

图 7-0-16  数字化腭侧背板及唇侧盖章导板引导下用直接树脂成型修复左侧上颌中切牙切角缺损

A. 橡皮障隔湿术区及邻牙；

B、C. 制备牙釉质斜面后使用 37% 磷酸酸蚀；

D. 腭侧背板成型导板引导下堆塑腭侧树脂；

E. 形成腭侧树脂背板；

F. 在腭侧背板唇侧放置牙本质色复合树脂；

G. 就位唇侧牙本质树脂盖章成型导板并轻柔加压；

H. 形成牙本质核；

I. 在唇侧放置牙釉质树脂；

J. 就位唇侧牙釉质树脂盖章成型导板并轻柔加压；

K. 初步形成外形轮廓；

L. 精修抛光后完成修复。

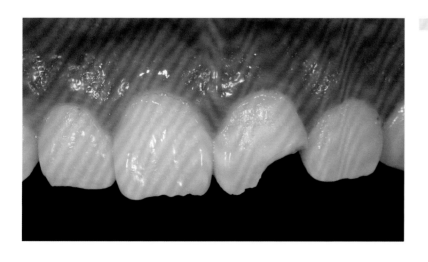

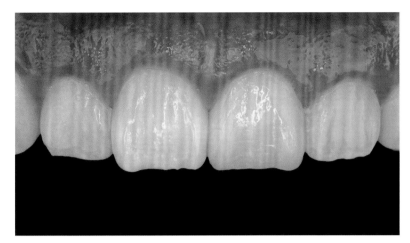

B

图 7-0-17 21 修复前后对比
A. 修复前；
B. 修复后。

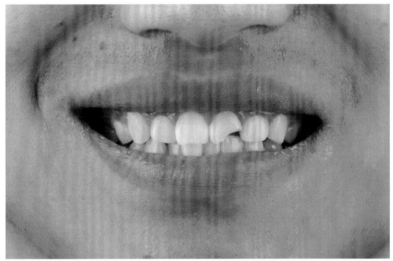

A

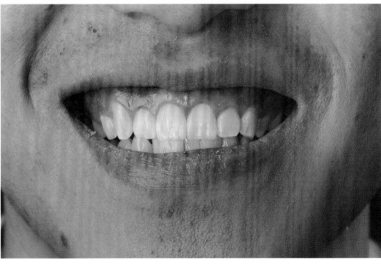

B

图 7-0-18 21 修复前后唇齿关系对比
A. 修复前；
B. 修复后。

### 三、导板内直接注射树脂成型关闭上颌前牙散在间隙一例

患者男，47岁。

主诉：上颌前牙间隙数年，要求解决美观问题。

现病史：数年前自觉上颌前牙出现散在间隙，未行治疗，间隙无明显改变。

既往史：患者否认有高血压、糖尿病等系统性疾病；否认传染病史；否认食物、药物过敏史。

全身情况及家族史：无特殊。

检查：患者面部对称；颞下颌关节未触及异常；开口型及开口度无异常。11、21 间约 3mm 宽间隙，12、13 间约 1mm 宽间隙，22、23 间约 1mm 宽间隙。11、21 近中切角缺损。12 叩（+−），松动（−），冷热诊正常。全口卫生尚可，牙石（+），色素（+），牙龈无红肿，未见明显退缩，BOP（+），牙槽骨未见明显吸收（**图 7-0-19 ~ 图 7-0-21**）。

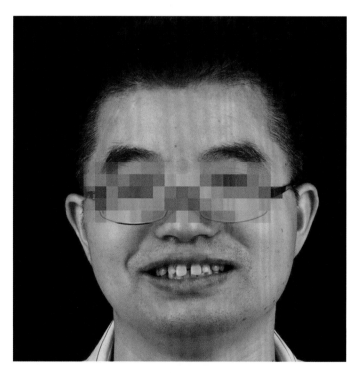

**图 7-0-19　患者初诊面部微笑照**

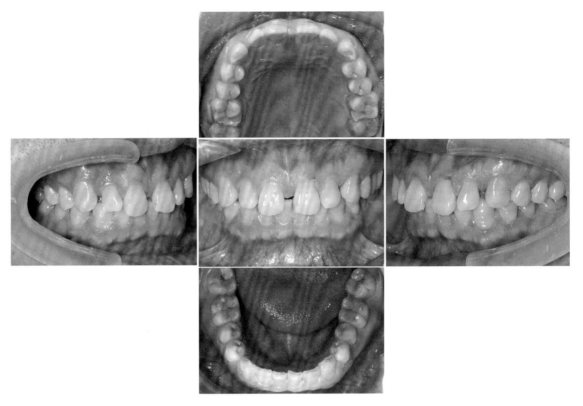

图 7-0-20　患者初诊口内照

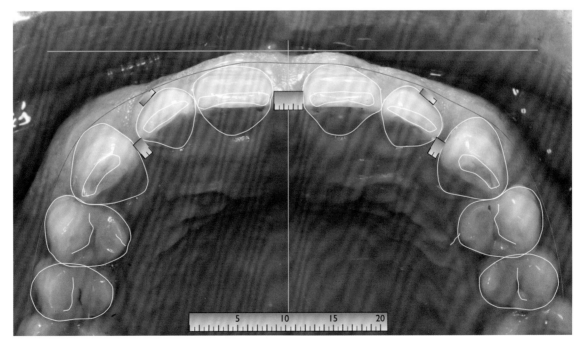

图 7-0-21　13—33 牙间隙

影像学检查：X线片显示12根尖未见明显异常，牙槽骨未吸收（**图7-0-22**）。

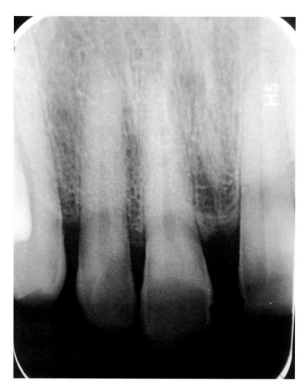

图7-0-22　X线片显示12根尖未见明显异常

诊断：13—23牙间隙；慢性龈炎。

进一步分析间隙形成的病因。间隙形成可分为先天因素及后天因素。先天因素包括牙 - 颌骨关系不协调、多生牙、过小牙、唇系带附丽过低和牙体缺失等。牙 - 颌骨关系不协调常表现为临床牙冠形态协调，但存在间隙；多生牙引起的间隙可能由于埋伏骨内的多生牙阻生在相邻牙根间，并产生使两牙远离的作用力。后天因素包括牙体缺失、牙周炎、长期不良的口腔习惯（吮指、吐舌和咬唇等）、肿瘤、粭创伤和在正畸治疗后存在的间隙（包括正畸治疗难以关闭的间隙和正畸关闭间隙后复发的情况）。

应对相应的病因及时诊治：多生牙应进行外科拔除；唇系带附丽过低应进行唇系带修整术，或在其之前介入正畸治疗；牙周炎患者应进行牙周治疗；对有长期不良口腔习惯的患者应进行行为矫正；对引起间隙的肿瘤应进行外科治疗；粭创伤也应进行咬合治疗。

以上病因治疗完成后，通过修复、正畸、牙周等多学科会诊及医患沟通，决定是否进行正畸治疗关闭间隙。无论是否介入正畸治疗，都应使牙体位置进入相对稳定的阶段，例如正畸保持效果良好，或牙周炎稳定期等。若治疗方案为正畸治疗关闭间隙，且正畸顺利达到预期效果，则无需修复治疗；若患者不接受正畸治疗关闭间隙，或正畸无法关闭间隙，或治疗方案为正畸分配间隙联合修复治疗，则在牙体位置相对稳定后进入修复治疗阶段（**图7-0-23**）。

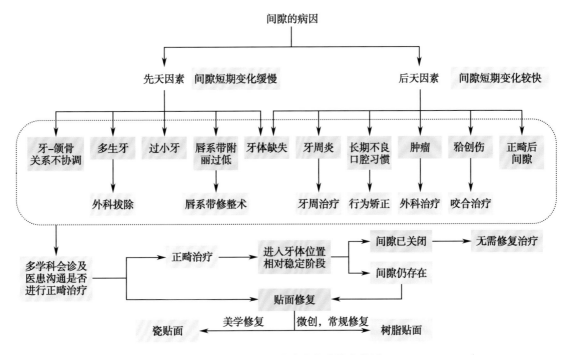

图 7-0-23　牙间隙治疗方式的决策树

审美分析：患者希望改善前牙美观不接受牙间缝隙存在，属于美容修复，对患者行问卷调查，利用照片 / 视频比选及改良 PIDAQ 量表填写行进一步的审美分析。结果见**图 7-0-24**、**表 7-0-3**、**表 7-0-4**。

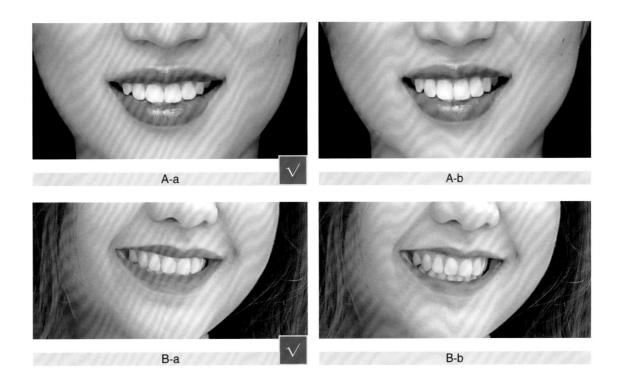

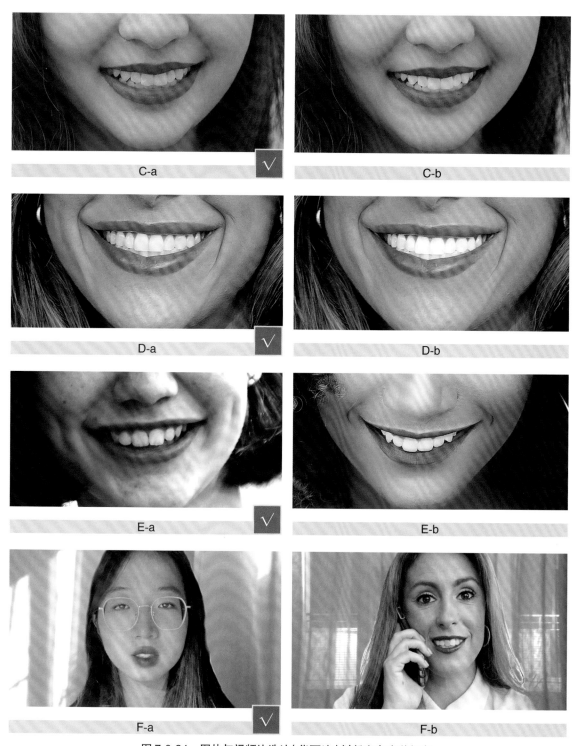

**图 7-0-24　图片与视频比选法 ( 华西法 ) 判断患者审美倾向**

A. 判断患者对宽高比的审美倾向；

B. 判断患者对暴露区的审美倾向；

C. 判断患者对牙色的审美倾向；

D. 判断患者对牙色的审美倾向；

E. 判断患者对微笑线的审美倾向；

F. 判断患者对面部焦点的审美倾向。

表 7-0-3　改良中式牙科审美社会心理影响量表（MC-PIDAQ）

| 项目 | 从不 / 极少 | 偶尔 / 经常 |
|---|---|---|
| **社会影响（social impact, SI）** | | |
| 1. 当我微笑时我会有所掩饰，让自己的牙齿不暴露那么多 | √ | |
| 2. 对于我不熟悉的人，我有时会关注他们对我的牙齿的看法 | √ | |
| 3. 我担心别人会对我的牙齿作出侮辱性的评论 | √ | |
| 4. 我有时会由于自己的牙齿而在社交场合有些拘束 | | √ |
| 5. 我有时把手放在自己嘴巴前面来掩盖自己的牙齿 | √ | |
| 6. 有时我认为有人在盯着我的牙齿 | √ | |
| 7. 关于我牙齿的议论会刺激我，即使那只是开玩笑 | √ | |
| 8. 有时我担心异性对我牙齿的看法 | | √ |
| **心理影响（psychological impact, PI）** | | |
| 9. 我羡慕别人的牙齿 | | √ |
| 10. 有时我对自己的牙齿颜色感到有点不开心 | √ | |
| 11. 有时我对自己的牙齿外观感到有点不开心 | | √ |
| 12. 我想我认识的人大多数有比我更好的牙齿 | √ | |
| 13. 当我想到自己牙齿的样子的时候，我感觉不舒服 | √ | |
| 14. 我希望自己的牙齿看起来更好 | | √ |
| **审美考量（aesthetic concern, AC）** | | |
| 15. 我不喜欢看到镜子里自己的牙齿 | √ | |
| 16. 我不喜欢看到照片里自己的牙齿 | √ | |
| 17. 当（假如）我看自己的视频，我不喜欢看到自己的牙齿 | √ | |
| **牙齿自信（dental self-confidence, DSC）** | | |
| 18. 我对自己的牙齿很自豪 | √ | |
| 19. 当我微笑时，我喜欢显露自己的牙齿 | | √ |
| 20. 当我看到镜子里自己的牙齿，我很高兴 | √ | |
| 21. 我的牙齿对别人有吸引力 | √ | |
| 22. 我对自己的牙齿外观满意 | | √ |
| 23. 我觉得自己的牙齿位置非常好 | | √ |
| **审美倾向（aesthetic tendency, AT）** | | |
| 24. 我希望自己的牙齿颜色像电视明星的一样雪白 | √ | |
| 25. 在现有技术水平能够实现没有牙缝时，我仍可以接受有轻微的牙缝 | √ | |

续表

| 项目 | 从不/极少 | 偶尔/经常 |
|---|---|---|
| 26. 在现有技术水平能够实现牙齿平齐排列时,我仍可以接受自己的牙齿不那么平齐 | | √ |
| 27. 在现有技术水平能够实现牙齿大小均匀时,我仍可以接受我的牙齿大小不那么均匀一致 | | √ |
| 28. 在美观/功能需要时,我仍不希望自己的牙齿被磨太多 | √ | |
| 29. 在美观/功能需要时,我仍不希望自己的牙齿数量变少 | √ | |
| 30. 不论方案有多复杂,我希望我的牙齿得到最完善的治疗 | √ | |
| 31. 我对自己的牙齿有特殊的要求 | √ | |

表 7-0-4　中西式审美评估评分表

| 项目 | 中式 | 西式 |
|---|---|---|
| 1. 中切牙宽高比 | 0.8～0.9 | |
| 2. 颜色 | 白、透 | |
| 3. 暴露区 | 含蓄(樱桃小嘴) | |
| 4. 微笑线 | 曲度较小,平坦 | |
| 5. 面部焦点 | 不喜牙成为面部焦点 | |
| 6. 牙齿大小 | | 对牙齿大小均匀情况不敏感 |
| 7. 牙齿排列 | | 对牙齿排列平齐程度不敏感 |
| 8. 特征 | 不喜有牙缝 | |
| 9. 方案喜好 | 直接 or 简单微创,对减数设计敏感 | |
| 评分 | 7分 | |

　　患者喜"牙冠宽高比较大、牙色自然白透、没有牙缝、整体自然协调、简单微创等中式内涵"的修复要求,属于中式审美。改良 PIDAQ 量表显示前牙间隙对患者社交生活和心理产生的影响较小,患者对自己的牙齿缺乏自信,希望获得改善,患者的口腔美容修复期望值为 5 分,属常规美容修复患者。

　　治疗方案:牙周基础治疗后,行美学修复治疗关闭上前牙间隙。美学修复方案一:11—13 牙树脂修复;美学修复方案二:11—13 牙瓷贴面修复;美学修复方案三:正畸。

　　患者希望治疗周期短,要求微创修复,拒绝磨牙,选择方案一——11—13 牙 Ⅱ 型-I3-L1-G3 体外 TRS 型直接修复复合树脂贴面关闭间隙。患者牙体颜色及纹理简单,故采用流体树脂注射成型法关闭间隙。

　　口内分析可知,中切牙宽高比在正常范围内,龈缘曲线正常,中位笑线。12 牙牙冠略短,切缘在切缘曲线上方 1.5mm(正常情况下,侧切牙切缘在切缘曲线上方 0.5～1mm)( 图 7-0-25 )。

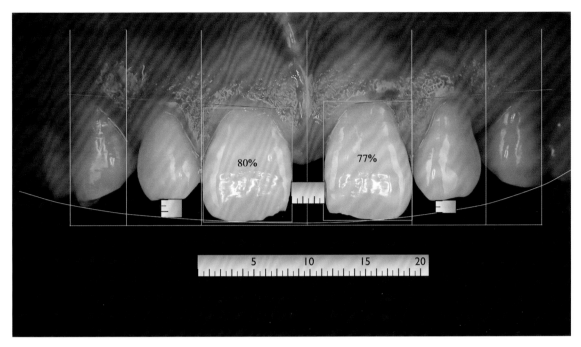

图 7-0-25　口内分析

　　根据口内分析结果，进行数字化诊断蜡型设计（图 7-0-26）。在不改变龈缘曲线的前提下，以中切牙切缘为基准，延长侧切牙切端。将诊断蜡型与面扫数据拟合，实现美学预告（图 7-0-27）。与患者沟通后，患者对蜡型设计表示满意。

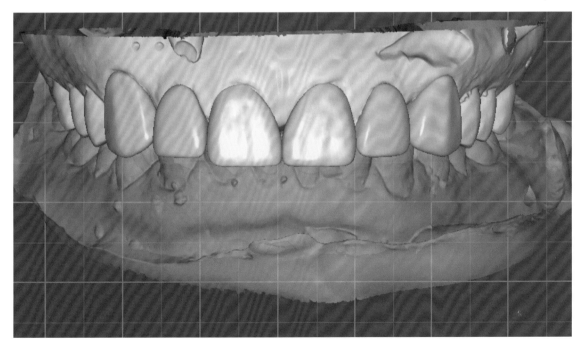

图 7-0-26　数字化诊断蜡型

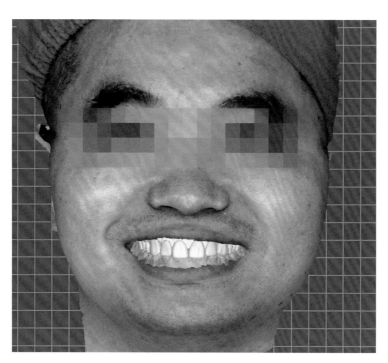

图 7-0-27　美学预告

设计注射成型导板如**图 7-0-28**。可拆分式导板分为唇、腭侧两部分，固位槽辅助唇侧导板就位，限位槽防止唇侧导板脱位。第一副导板用于 13、11、22 的树脂修复；第二副导板用于 12、21、23 的树脂修复。

导板设计——腭侧固位 唇侧可拆分

固位插槽设计：辅助唇侧导板就位

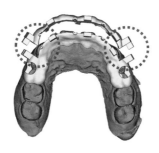

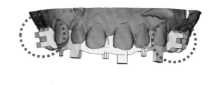

限位槽设计：防止唇侧导板在注射过程中唇向脱位

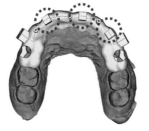

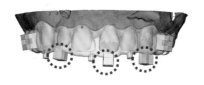

图 7-0-28　注射树脂成型导板

术前比色(图7-0-29)。选择 A1 色树脂。

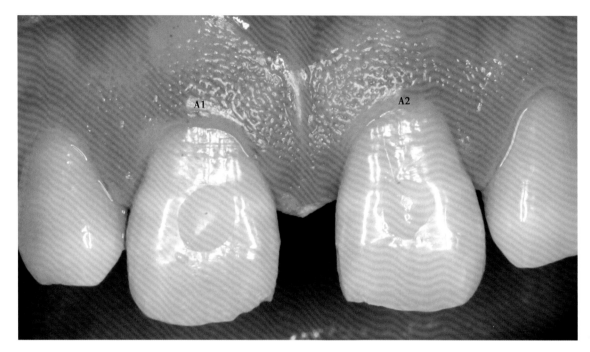

图 7-0-29　比色

上橡皮障隔湿后，试戴第一副注射导板(图7-0-30)，确保导板在口内就位良好。

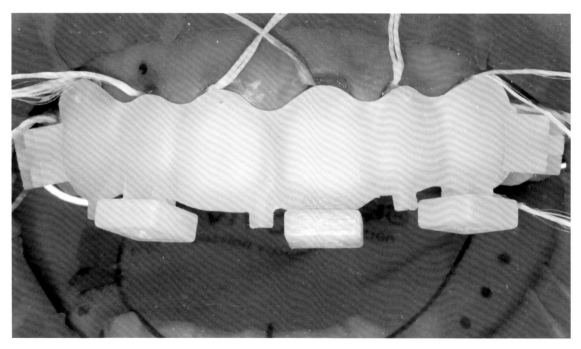

图 7-0-30　试戴第一副注射导板

清洁牙面后，聚四氟乙烯膜隔离 12、21、22，酸蚀 13、11、22。冲洗吹干，涂布粘接剂，吹匀，光固化。导板引导下注射流体树脂(图7-0-31)，光固化。取下导板后，使用弯刀片去除多余树脂。

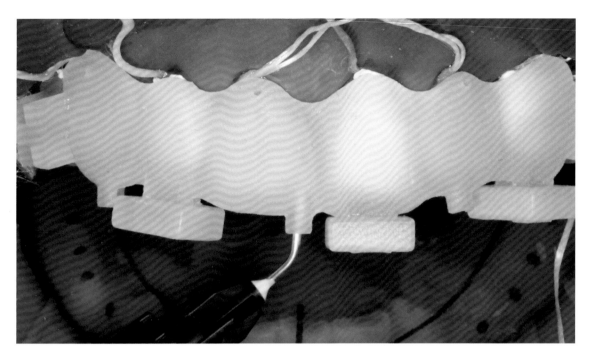

图 7-0-31　注射成型导板内注射流体树脂

　　试戴第二副注射成型导板,确保导板在口内就位良好( **图 7-0-32** )。然后重复上述步骤,对 12、21、22 进行流体树脂的注射。精修、抛光后完成修复( **图 7-0-33** )。

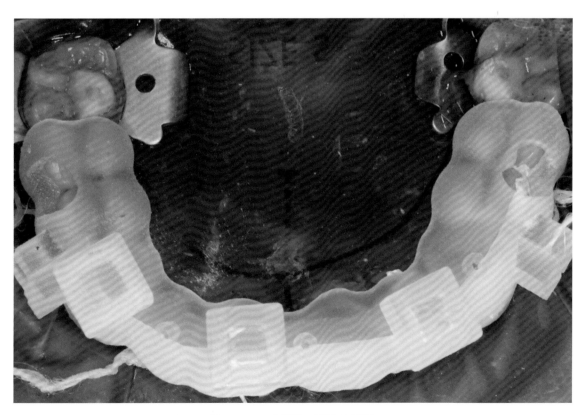

图 7-0-32　试戴第二副注射导板

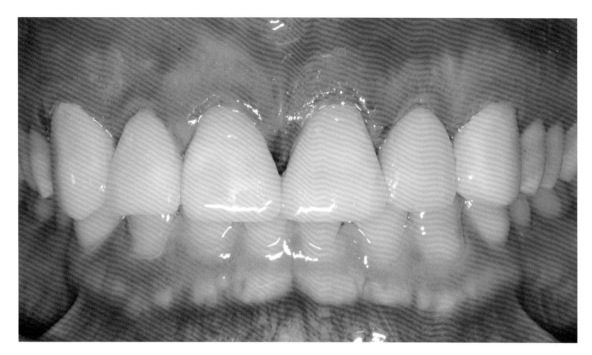

图 7-0-33　精修抛光后，完成修复

术后 6 个月复诊，牙龈健康，修复体无变色、破损（**图 7-0-34**，**图 7-0-35**）。

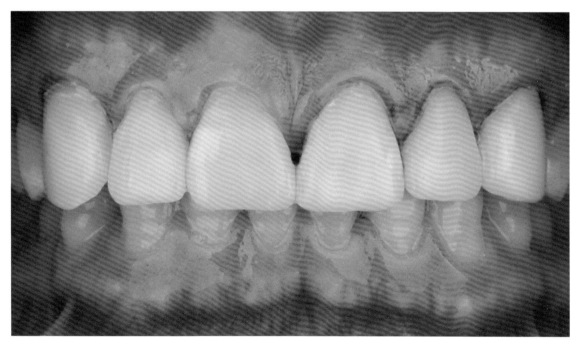

图 7-0-34　术后 6 个月复诊口内照

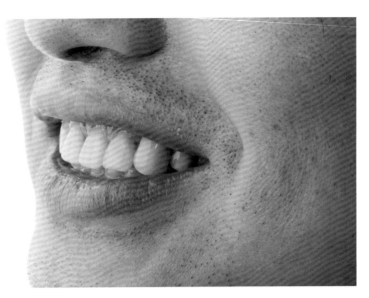

图 7-0-35　术后 6 个月复诊面部照

## 四、注射成型导板配合邻面成型片直接树脂修复连续关闭上颌前牙散在间隙一例

患者女，31 岁。

主诉：上颌前牙间隙 20 年，要求解决美观问题。

现病史：20 年前自觉上颌前牙出现散在间隙，未行治疗，间隙大小及数量无明显改变。

既往史：患者否认有高血压、糖尿病等系统性疾病；否认传染病史；否认食物、药物过敏史。

全身情况及家族史：无特殊。

检查：患者面部对称；颞下颌关节未触及异常；开口型及开口度无异常。11、21 间约 1.5mm 间隙，11—12、12—13、21—22、22—23 之间均有 0.5mm 间隙。全口卫生尚可，牙石（−），色素（−），牙龈无红肿，未见明显退缩，BOP（−），牙槽骨未见明显吸收（ **图 7-0-36 ~ 图 7-0-38** ）。

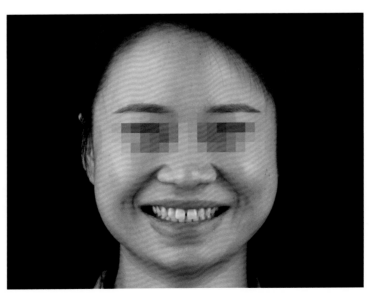

图 7-0-36　患者初诊面部微笑照

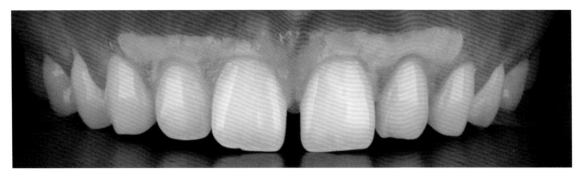

图 7-0-37 患者初诊口内照

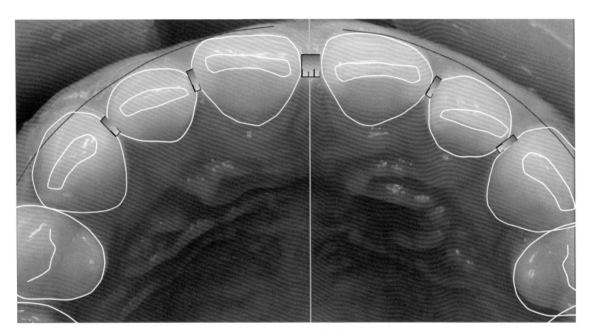

图 7-0-38 牙间隙

诊断：13—23 牙间隙。

进一步分析间隙形成的病因。间隙形成为先天因素，间隙稳定，排除牙周炎、咬合异常等其他致病因素，是稳定性牙间隙。通过修复、正畸、牙周等多学科会诊及医患沟通，患者不接受正畸治疗关闭间隙，间隙的大小和数量已稳定 20 余年，可直接进入修复治疗阶段（图 7-0-38）。

治疗方案：牙周基础治疗后，行美学修复治疗关闭上颌前牙间隙。美学修复方案一：11—13 牙树脂修复；美学修复方案二：11—13 牙瓷贴面修复；美学修复方案三：正畸。

患者对切磨牙齿恐惧，要求采用无创治疗，选择方案———11—13 牙 II 型 I3-L1-G3 体外 TRS 型直接修复复合树脂贴面修复关闭间隙。患者牙间隙数量较多，因此采用效率更高的成型导板内注射树脂直接修复。

口内分析可知，中切牙宽高比在正常范围内，龈缘曲线正常，中位笑线（图 7-0-39）。

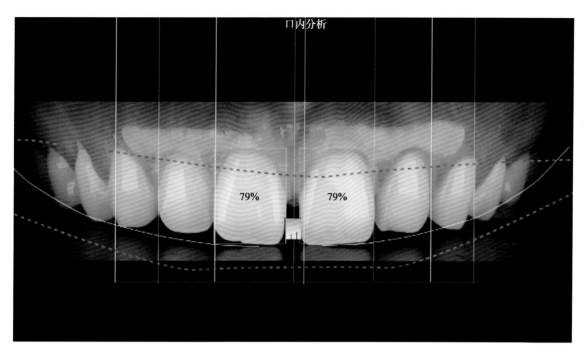

图 7-0-39　口内分析

根据口内分析结果，进行数字化美学诊断蜡型设计（图 7-0-40）。在不改变龈缘曲线的前提下，以中切牙切缘为基准，适当延长侧切牙切端长度，实现美学预告。与患者沟通后，患者对蜡型设计的外形轮廓表示满意。

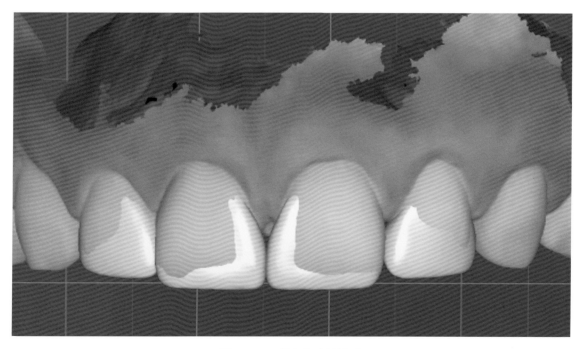

图 7-0-40　数字化诊断蜡型

　　设计树脂注射成型导板如**图 7-0-41**。可拆分式导板分为唇、腭侧两部分,导板每个牙位近远中各设置一处成型片插槽,并通过设置加强杆稳定每个牙位的导板形态,以防止注射过程中导板变形。切端处开设注射孔,并与流体树脂注射器头适配。

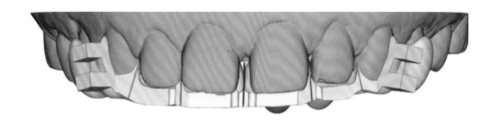

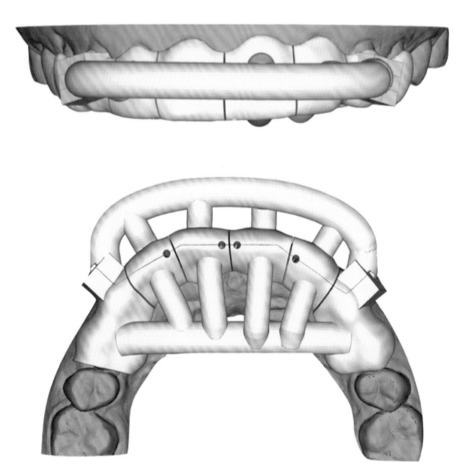

图 7-0-41　注射树脂导板

　　上橡皮障隔湿后,目标牙位表面喷砂去除生物膜,酸蚀牙釉质表面 20s,涂布第八代粘接剂 20s后光固化。试戴预先插入成型片的树脂注射成型导板(**图 7-0-42**),确保导板在口内就位良好。

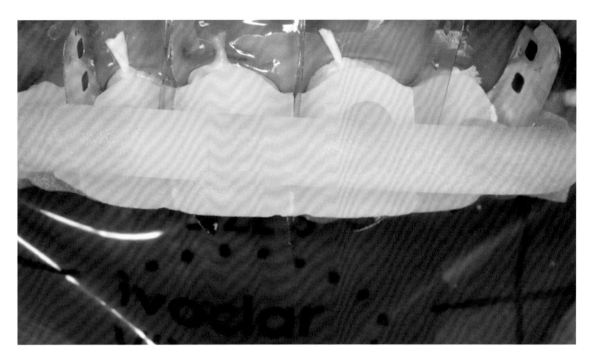

图 7-0-42    试戴注射导板

确认就位后，成型导板内注射流体树脂( 图 7-0-43 )，光固化。取下导板后，使用弯刀片去除多余树脂。

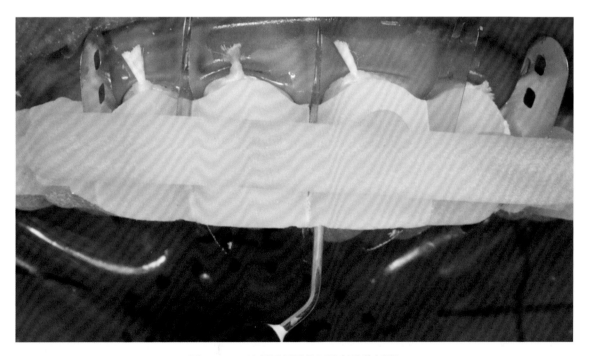

图 7-0-43    注射导板引导下注射流体树脂

拆除成型导板后精修、抛光后完成修复（图7-0-44）。

术后8个月复诊，牙龈健康，修复体无变色、破损（图7-0-45），患者微笑美学与术前相比得到显著提升（图7-0-46）。

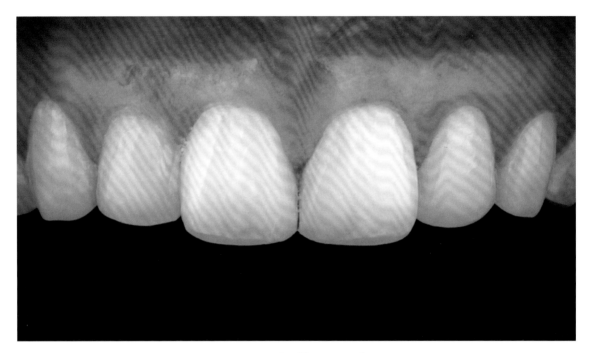

图7-0-44　术后精细抛光口内照

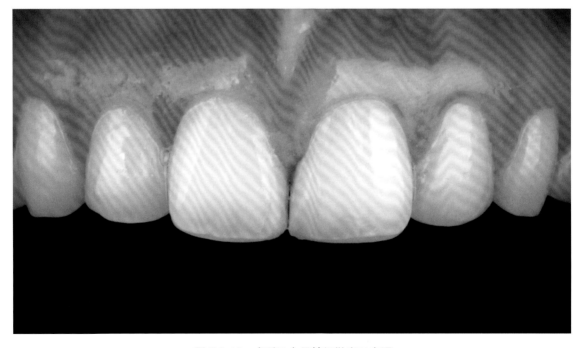

图7-0-45　术后8个月精细抛光口内照

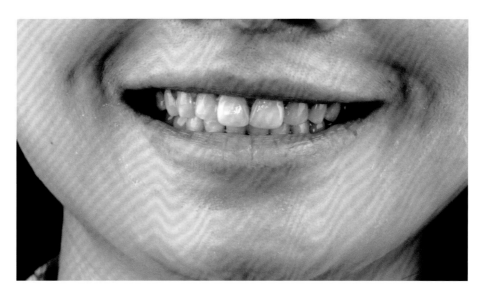

图 7-0-46　术后 8 个月微笑照

## 五、三维打印软硬结合注射成型导板关闭上颌前牙正畸后牙间隙一例

患者女,28 岁。

主诉:正畸治疗结束后前牙存在间隙,要求解决美观问题。

现病史:1 年前结束正畸治疗前自觉上颌前牙出现散在间隙,未行治疗,现来我科寻求美学修复方案。

既往史:患者否认有高血压、糖尿病等系统性疾病;否认传染病史;否认食物、药物过敏史。

全身情况及家族史:无特殊。

检查:患者颞下颌关节未触及异常;开口型及开口度无异常。12—11、12—13 间均有 0.5mm 间隙。全口卫生尚可,牙石(−),色素(−),牙龈无红肿,未见明显退缩,BOP(−),牙槽骨未见明显吸收(图 7-0-47)。

诊断:11—13 牙间隙。

进一步分析间隙形成的病因。间隙形成为后天正畸治疗后余留间隙,佩戴保持器 1 年后经正畸科评估间隙稳定后,正式进入修复治疗阶段。

治疗方案:牙周基础治疗后,行美学修复治疗关闭上颌前牙间隙。美学修复方案一:11—13 牙树脂修复;美学修复方案二:11—13 牙瓷贴面修复。

患者于外地就诊,希望得到更加微创且快速的治疗方案,选择方案一——11—13 牙 I 型 I5-L1-G3 体外 TRS 型直接修复复合树脂贴面修复关闭间隙。患者牙间隙数量较多,因此采用效率更高的成型导板内注射树脂修复。

根据口内分析结果,进行数字化诊断蜡型设计。在不改变龈缘曲线的前提下,以中切牙切缘为基准,12 采取切端不加长的设计。将诊断蜡型与面扫数据拟合,实现美学预告。与患者沟通后,患者对蜡型设计表示满意。

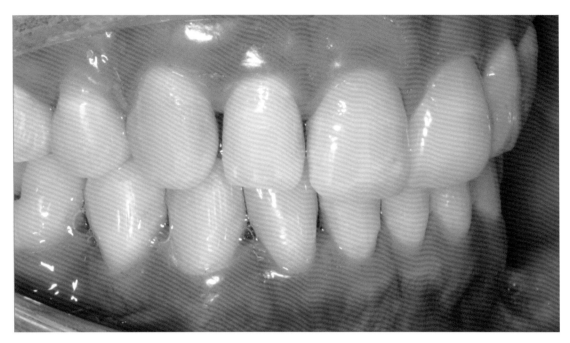

图 7-0-47 患者右侧口内照

设计注射成型导板，采用软硬结合的材料打印（图 7-0-48）。导板内侧材料为软质结构，可使一体式导板进入基牙倒凹，并且注射后能获得更加光滑的修复体表面；外侧材料为硬质结构，防止在注射过程中导板材料变形。

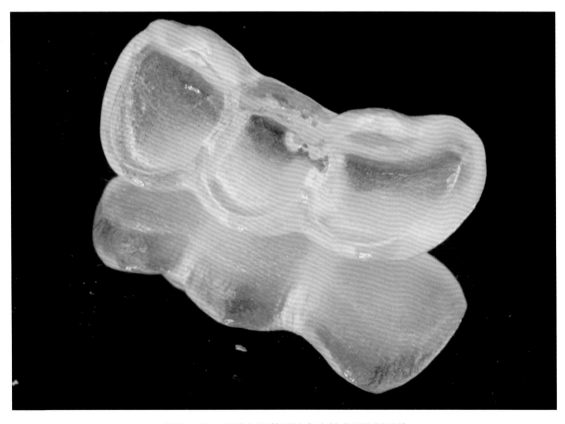

图 7-0-48 三维打印软硬结合注射成型导板照片

上橡皮障隔湿后，使用牙线结扎排龈技术暴露术区（图7-0-49）。

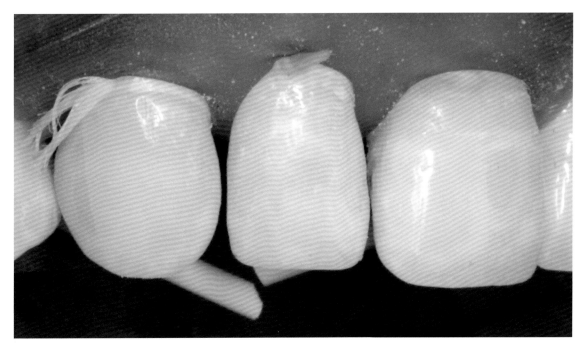

图7-0-49　橡皮障隔离后术区口内照

清洁牙面后，聚四氟乙烯膜隔离 11、13，酸蚀 12（图7-0-50）。冲洗吹干，涂布粘接剂，吹匀，光固化。试戴导板就位准确后，成型导板内注射流体树脂，光固化（图7-0-51）。取下导板后精细抛光完成修复（图7-0-52）。

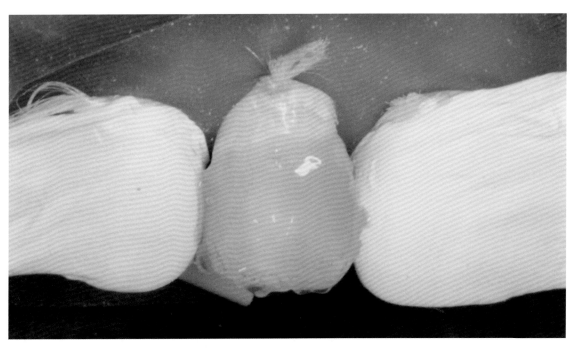

图7-0-50　隔离邻牙后酸蚀术区口内照

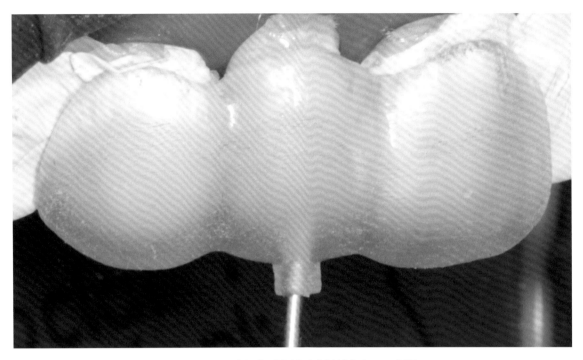

图 7-0-51 就位成型导板后注射树脂术区口内照

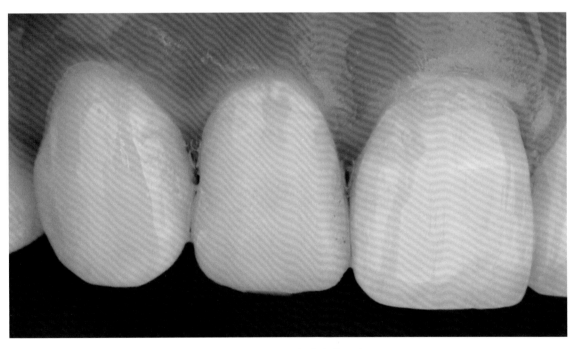

图 7-0-52 抛光目标修复体口内照

（于海洋 高 静 孙蔓琳）

# 参 考 文 献

1. 贺锦秀，高静，刘春煦，等. 一种序列 3D 打印导板引导的瓷贴面分区粘接技术. 华西口腔医学杂志，2022，40（3）：365-369.

2. SILVA B P D，STANLEY K，GARDEE J. Laminate veneers：Preplanning and treatment using digital guided tooth preparation. J Esthet Restor Dent，2020，32（2）：150-160.

3. GAO J，HE JX，FAN L，et al. Accuracy of reduction depths of tooth preparation for porcelain laminate veneers assisted by different tooth preparation guides：an in vitro study. J Prosthodont，2021，31（7）：593-600.

4. FARIAS-NETO A，DE MEDEIROS F C D，VILANOVA L，et al. Tooth preparation for ceramic veneers：when less is more. Int J Esthet Dent，2019，14（2）：156-164.

# 美学区贴面修复中的定深与控厚思维导图

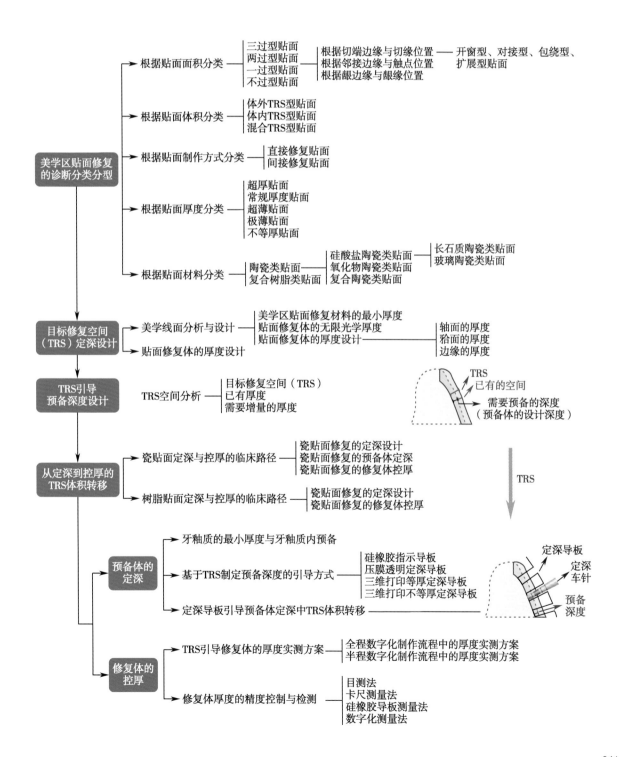

# 附录二：

## 美学区贴面修复中的定深与控厚术语表

（以术语汉语拼音为序）

| 中文全称 | 拼音 | 英文名称 |
| --- | --- | --- |
| 暗示疗法 | ànshì liáofǎ | suggestive therapy |
| 暴露区 | bàolùqū | exposed zone |
| 比色 | bǐsè | shade selection |
| 边缘密合性 | biānyuán mìhéxìng | marginal sealing |
| 边缘预备 | biānyuán yùbèi | margin preparation |
| 不等厚贴面 | bùděnghòu tiēmiàn | unequal-thickness veneer |
| 不过型贴面 | bùguòxíng tiēmiàn | non-pass covering veneer |
| 测量 | cèliáng | measurement |
| 常规厚度贴面 | chángguī hòudù tiēmiàn | regular thickness veneer |
| 超薄贴面 | chāobáo tiēmiàn | ultra-thin veneer |
| 瓷贴面 | cítiēmiàn | porcelain veneer |
| 导板 | dǎobǎn | guide，template |
| 定深 | dìngshēn | depth orientation |
| 定深车针 | dìngshēn chēzhēn | locating bur |
| 定深沟 | dìngshēn gōu | depth orientation groove |
| 定深孔 | dìngshēn kǒng | depth-hole for tooth preparation |
| 对接型瓷贴面 | duìjiēxíng cítiēmiàn | butt-to-butt veneer |
| 二过型贴面 | èrguòxíng tiēmiàn | twice-pass covering veneer |
| 粉浆涂塑烤瓷贴面 | fěnjiāng túsù kǎocí tiēmiàn | powder-slurry porcelain veneer |
| 复合树脂 | fùhé shùzhī | composite resin |
| 复合树脂分层塑型修复技术 | fùhé shùzhī fēncéng sùxíng xiūfù jìshù | composite resin layering technique |
| 复合树脂修复 | fùhé shùzhī xiūfù | composite resin restoration |

续表

| 中文全称 | 拼音 | 英文名称 |
|---|---|---|
| 改良中式牙科审美社会心理影响量表 | gǎiliáng zhōngshì yákē shěnměi shèhuì xīnlǐ yǐngxiǎng liàngbiǎo | modified Chinese psychosocial impact of dental aesthetics questionnaire，MC-PIDAQ |
| 硅橡胶备牙定深指示导板 | guīxiàngjiāo bèiyá dìngshēn zhǐshì dǎobǎn | silicone index depth-control preparation guide |
| 硅橡胶牙体预备定深指示导板 | guīxiàngjiāo yátǐ yùbèi dìngshēn zhǐshì dǎobǎn | silicone index depth-control tooth preparation guide |
| 硅橡胶指示导板 | guīxiàngjiāo zhǐshì dǎobǎn | silicone index |
| 核查 | héchá | check |
| 混合空间 | hùnhé　kōngjiān | mixed target restoration space，MTRS |
| 基牙 | jīyá | abutment tooth |
| 极薄贴面 | jíbáo tiēmiàn | extremelly thin veneer |
| 即刻牙本质封闭 | jíkè yáběnzhì fēngbì | immediate dentine sealing |
| 计算机辅助设计 | jìsuànjī fǔzhù shèjì | computer-aided design，CAD |
| 精密度 | jīngmìdù | precision |
| 精准 | jīngzhǔn | precise |
| 口内扫描法 | kǒunèi sǎomiáofǎ | intraoral scanning method |
| 口内扫描设备 | kǒunèi sǎomiáo shèbèi | intraoral scanning equipment |
| 口内扫描仪 | kǒunèi sǎomiáoyí | intraoral scanning system |
| 口腔暴露区 | kǒuqiāng bàolùqū | oral exposed zone |
| 口腔美容修复 | kǒuqiāng měiróng xiūfù | cosmetic prosthodontics |
| 口腔美学分析 | kǒuqiāng měixué fēnxī | dental aesthetic analysis |
| 口腔美学区 | kǒuqiāng měixuéqū | oral aesthetic zone |
| 口腔美学设计 | kǒuqiāng měixué shèjì | dental aesthetic design |
| 口腔美学修复 | kǒuqiāng měixué xiūfù | aesthetic prosthodontics |
| 邻接区 | línjiēqū | interproximal contact area |
| 邻贴面 | líntiēmiàn | adjacent laminate veneers |
| 临时贴面 | línshí tiēmiàn | temporary veneer |
| 留存率 | liúcúnlǜ | survival rate |
| 美观期望值 | měiguān qīwàngzhí | aesthetic expectation |
| 美学区域牙位 | měixué qūyù yáwèi | esthetic teeth |
| 美学诊断蜡型 | měixué zhěnduàn làxíng | aesthetic diagnostic waxing |

续表

| 中文全称 | 拼音 | 英文名称 |
|---|---|---|
| 模型扫描 | móxíng sǎomiáo | cast scanning |
| 目标修复空间 | mùbiāo xiūfù kōngjiān | target restorative space，TRS |
| 目标牙的颜色特征要素，色要素 | mùbiāoyá de yánsè tèzhēng yàosù，sè yàosù | color characteristic of abutment tooth，color factor |
| 目标牙形态和内部分层要素，形要素 | mùbiāoyá xíngtài hé nèibù fēncéng yàosù，xíng yàosù | morphology and internal layering elements of abutment tooth，shape factor |
| 排龈 | páiyín | gingival retraction |
| 排龈技术 | páiyín jìshù | gingival retraction technique |
| 抛光 | pāoguāng | polishing |
| 切端 | qiēduān | incisal edge |
| 求美患者的心理需求要素，心理要素 | qiúměi huànzhě de xīnlǐ xūqiú yàosù，xīnlǐ yàosù | The psychological needs of esthetic patients，psychical factor |
| 热压铸瓷贴面 | rèyā zhùcí tiēmiàn | heat-pressed porcelain veneer |
| 软硬结合注射成型导板 | ruǎnyìng jiéhé zhùshè chéngxíng dǎobǎn | soft-hard combination resin injection guide |
| "三过"贴面分类法 | "sānguò" tiēmiàn fēnlèifǎ | "three-pass" esthetic veneer classification |
| 三过型贴面 | sānguòxíng tiēmiàn | third-pass covering veneer |
| 三维打印备牙定深导板 | sānwéi dǎyìn bèiyá dìngshēn dǎobǎn | 3D printed depth-control preparation guide |
| 三维打印不等厚备牙定深导板 | sānwéi dǎyìn bùděnghòu bèiyá dìngshēn dǎobǎn | 3D printed auto-stop depth-control preparation guide |
| 三维打印不等厚定深导板 | sānwéi dǎyìn bùděnghòu dìngshēn dǎobǎn | 3D printed auto-stop depth-control guide |
| 三维打印不等厚牙体预备定深导板 | sānwéi dǎyìn bùděnghòu yátǐ yùbèi dìngshēn dǎobǎn | 3D printed auto-stop depth-control tooth preparation guide |
| 三维打印等厚牙体预备定深导板 | sānwéi dǎyìn děnghòu yátǐ yùbèi dìngshēn dǎobǎn | 3D printed uniform depth-control tooth preparation guide |
| 三维打印定深导板 | sānwéi dǎyìn dìngshēn dǎobǎn | 3D printed depth-control guide |
| 三维打印软硬结合注射成型导板 | sānwéi dǎyìn ruǎnyìng jiéhé zhùshè chéngxíng dǎobǎn | 3D printed soft-hard combination injection guide |
| 三维打印注射树脂成型导板 | sānwéi dǎyìn zhùshè shùzhī chéngxíng dǎobǎn | 3D printed resin injection guide |
| 三维模型 | sānwéi móxíng | three-dimensional model |

续表

| 中文全称 | 拼音 | 英文名称 |
| --- | --- | --- |
| 三维虚拟口腔患者 | sānwéi xūnǐ kǒuqiāng huànzhě | three-dimensional virtual oral patient |
| 舌贴面 | shétiēmiàn | lingual veneer |
| 实测 | shícè | real-time measurement |
| 树脂贴面 | shùzhī tiēmiàn | composite resin veneer |
| 数字化扫描 | shùzìhuà sǎomiáo | digital scanning |
| 数字线面设计 | shùzì xiànmiàn shèjì | digital line-plane design，DLD |
| 体内目标修复空间 | tǐnèi mùbiāo xiūfù kōngjiān | internal target restoration space，ITRS |
| 体外目标修复空间 | tǐwài mùbiāo xiūfù kōngjiān | external target restoration space，ETRS |
| 贴面 | tiēmiàn | veneer |
| 徒手 | túshǒu | freehand |
| 完成面 | wánchéngmiàn | finishing surface |
| 微创修复 | wēichuàng xiūfù | minimally invasive restoration |
| 无限光学厚度 | wúxiàn guāngxué hòudù | infinity optical thickness |
| 无预备贴面 | wúyùbèi tiēmiàn | prepless veneer |
| 笑线 | xiàoxiàn | smile line |
| 现有修复空间 | xiànyǒu xiūfù kōngjiān | current restoration space，CRS |
| 修复体边缘 | xiūfùtǐ biānyuán | margin of restoration |
| 修复体边缘宽度 | xiūfùtǐ biānyuán kuāndù | restoration margin width |
| 修复体内边缘 | xiūfùtǐ nèibiānyuán | restoration inner margin |
| 修复体外边缘 | xiūfùtǐ wàibiānyuán | restoration outer margin |
| 虚拟患者 | xūnǐ huànzhě | virtual patient |
| 虚拟模型 | xūnǐ móxíng | virtual model |
| 虚拟预备 | xūnǐ yùbèi | virtual preparation |
| 压膜透明备牙定深导板 | yāmó tòumíng bèiyá dìngshēn dǎobǎn | thermoplastic depth-control preparation guide |
| 压膜透明定深导板 | yāmó tòumíng dìngshēn dǎobǎn | thermoplastic depth-control guide |
| 压膜透明牙体预备定深导板 | yāmó tòumíng yátǐ yùbèi dìngshēn dǎobǎn | thermoplastic depth-control tooth preparation guide |
| 牙科模型扫描仪 | yákē móxíng sǎomiáoyí | dental cast scanner |
| 牙体预备 | yátǐ yùbèi | tooth preparation |

续表

| 中文全称 | 拼音 | 英文名称 |
|---|---|---|
| 牙体预备定深导板 | yátǐ yùbèi dìngshēn dǎobǎn | tooth preparation guides |
| 牙预备体 | yá yùbèitǐ | prepared tooth |
| 一过型贴面 | yīguòxíng tiēmiàn | one-pass covering veneer |
| 龈上完成线 | yínshàng wánchéngxiàn | supragingival finish line |
| 龈下完成线 | yínxià wánchéngxiàn | subgingival finish line |
| 龈缘曲线 | yínyuán qūxiàn | gingival margin curve |
| 引导沟 | yǐndǎo gōu | groove of guidance |
| 预备量 | yùbèi liàng | quantity of tooth reduction |
| 预备体边缘 | yùbèitǐ biānyuán | preparation margin |
| 预备体边缘宽度 | yùbèitǐ biānyuán kuāndù | preparation margin width |
| 预备体完成线 | yùbèitǐ wánchéngxiàn | preparation finish line |
| 预告美学（美容）修复技术 | yùgào měixué（měiróng）xiūfù jìshù | esthetic preview technique |
| 粘接固位 | zhānjiē gùwèi | cement retention/cemented retention |
| 粘接强度 | zhānjiē qiángdù | bonding strength |
| 诊断饰面 | zhěnduàn shìmiàn | mock-up |
| 正确度 | zhèngquèdù | truness |
| 中位笑线 | zhōngwèi xiàoxiàn | average smile line |
| 轴面 | zhóumiàn | axial surface |
| 注射树脂成型导板 | zhùshè shùzhī chéngxíng dǎobǎn | resin injection guide |
| 铸瓷贴面 | zhùcí tiēmiàn | cast porcelain veneer |
| 准确度 | zhǔnquèdù | accuracy |